Dr. Lipika Priyadarsini
Dr. Swati Gupta
Dr. Barkha Boneja

Dissilicato de lítio e zircônia

Dr. Lipika Priyadarsini
Dr. Swati Gupta
Dr. Barkha Boneja

Dissilicato de lítio e zircônia

Uma análise exaustiva

ScienciaScripts

Imprint

Cover image: www.ingimage.com

This book is a translation from the original published under ISBN 978-620-8-17179-7.

Publisher:
Sciencia Scripts
is a trademark of
Dodo Books Indian Ocean Ltd. and OmniScriptum S.R.L publishing group

120 High Road, East Finchley, London, N2 9ED, United Kingdom
Str. Armeneasca 28/1, office 1, Chisinau MD-2012, Republic of Moldova, Europe
Printed at: see last page
ISBN: 978-620-8-26409-3

Reconhecimento

A satisfação e a euforia que acompanham a conclusão bem sucedida de uma tarefa poderiam estar incompletas sem a menção das pessoas que a tornaram possível.

Tenho o privilégio e a honra de expressar os meus mais sinceros e sentidos agradecimentos à minha Professora e Diretora do Departamento de Dentisteria Protética, Coroa e Ponte da Faculdade de Ciências Dentárias Babu Banarasi Das, a Prof. **Dra. Swati Gupta**, pela sua orientação especializada, atenção pessoal e encorajamento na preparação desta dissertação.

Estou igualmente grato ao **Dr. Manoj Upadhyay,** Professor, Departamento de Dentisteria Protética, Coroa e Ponte e à **Dra. Garima Agarwal,** Leitora, Departamento de Dentisteria Protética, Coroa e Ponte, e ao **Dr. Praveen Rai,** Leitor, Departamento de Dentisteria Protética, Coroa e Ponte, pelo seu apoio

I am also thankful to, **Dr. Arun Tiwari,** Senior Lecturer, Department of Prosthodontics, Crown & Bridge, **Dr. Ruquaya Bashir,** Senior Lecturer, Department of Prosthodontics, Crown & Bridge, **Dr. Amrita Upadhyay** Senior Lecturer, Department of Prosthodontics, Crown & Bridge, **Dr. Indu Yadav** Senior Lecturer, Department of Prosthodontics, Crown & Bridge, **Dr. Barkha Bhoneja,** Assistente Sénior, Departamento de Dentisteria Protética, Coroa e Ponte, **Dr. Ankita Trikha,** Assistente Sénior, Departamento de Dentisteria Protética, Coroa e Ponte, **Dr. Rehana Bano,** Assistente Sénior, Departamento de Dentisteria Protética, Coroa e Ponte, **Dr. Deepak Nair**, Assistente Sénior, Departamento de Dentisteria Protética, Coroa e Ponte,

Agradeço aos meus superiores, **Dr. Rakhi Raveendran, Dr.ª Rusa Sanigrahi, Dr.ª Charu Rukhaya, Dr.ª Akansha Anjan, Dr.ª Krishna Priyadarsini, Dr.ª Roopali Sharma, Dr.ª Naina**

Singh, Dr.ª Rashmika Kapoor, Dr.ª Namra Kausar Zaidi, Dr. Khirod Sonar, Dr.ª Deeksha Dinesh, Dr.ª Aishwarya Gunjan Sinha.

Estou grato aos meus colegas **Dr. Chirag Yadav, Dr. Prithu Singh, Dr. Dipanwita Das, Dr. Abhijeet Patra e Dr. Mayuri Bundela.**

Estou também grata aos meus colegas **Dr. Aakansha Shukla, Dr. Priyanshi Jaiswal, Dr. Sanjana Gupta, Dr. Roma Roy, Dr. Pathou Ayekpam, Dr. Reesav Gupta**

Reconheço igualmente a assistência prestada pelo pessoal dentário do departamento**, a Sra. Nirmala, o Sr. Rajeev, o Sr. Surendra, o Sr. Ramsagar e o Sr. Gajendra.**

Índice

CAPÍTULO 1: INTRODUÇÃO

Nos últimos anos, o campo da medicina dentária cerâmica sofreu avanços notáveis, revolucionando o panorama da medicina dentária restauradora. A introdução de uma nova geração de cerâmicas, caracterizada por composições com partículas e elevada resistência, juntamente com o aparecimento de compósitos híbridos e tecnopolímeros durante a última década, expandiu significativamente a gama de materiais dentários e a sua aplicação.[1] Esta paleta diversificada de materiais alargou as aplicações clínicas na prótese fixa, alinhando-se com os princípios da medicina dentária minimamente invasiva. Além disso, tem havido um aumento notável nas preferências dos pacientes por materiais поп-metálicos, muitas vezes motivado por preocupações relacionadas com a metalofobia ou alergias perceptíveis.[1] Consequentemente, a investigação científica tem-se concentrado cada vez mais nestes materiais, com o objetivo de elucidar as suas propriedades, indicações e limitações como intervenientes-chave no panorama em evolução da prótese dentária. O dissilicato de lítio e a zircónia emergiram como pioneiros, oferecendo benefícios e versatilidade sem paralelo. Estas cerâmicas inovadoras elevaram significativamente os padrões da prótese dentária, proporcionando aos clínicos opções avançadas para a restauração estética e funcional.

O dissilicato de lítio, uma cerâmica vítrea à base de lítio, ganhou reconhecimento generalizado pela sua excecional resistência, estética e biocompatibilidade. As suas propriedades únicas fazem dele a escolha ideal para uma variedade de aplicações dentárias, desde inlays e onlays a facetas e coroas. As restaurações de dissilicato de lítio apresentam um equilíbrio impressionante entre resistência e translucidez, imitando de perto o aspeto natural dos dentes. A capacidade deste material para se ligar perfeitamente à estrutura dentária assegura uma durabilidade e longevidade óptimas, tornando-o uma escolha preferida tanto para clínicos como para pacientes que procuram soluções dentárias esteticamente agradáveis e resistentes.

A zircónia, um material cerâmico robusto e biocompatível, também deu passos significativos na medicina dentária cerâmica. Conhecida pela sua excecional resistência e durabilidade, a zircónia tornou-se uma escolha popular para coroas dentárias, pontes e restaurações de implantes. A elevada resistência à flexão do material e a sua resistência ao desgaste fazem dele uma excelente opção para os dentes posteriores, onde as exigências das restaurações são particularmente exigentes. Além disso, a cor branca da zircónia e a capacidade de transmitir luz contribuem para o seu apelo estético, permitindo restaurações que se misturam com a dentição natural; embora se obtenha uma melhor estética com a cerâmica de vidro. À medida que nos aprofundamos na exploração do dissilicato de lítio e da zircónia no mundo da cerâmica, torna-se evidente que estes materiais estão a moldar o futuro da dentisteria de restauração, oferecendo uma convergência harmoniosa da ciência e da arte.

CAPÍTULO 2: A CERÂMICA NA MEDICINA DENTÁRIA E O SEU PERCURSO HISTÓRICO

Os termos "cerâmica" e "porcelana" são frequentemente utilizados de forma indistinta no domínio dentário. O termo "cerâmica" tem origem na palavra grega "keramos", que significa a capacidade do oleiro de moldar o barro através do aquecimento. Por outro lado, o termo "porcelana" é atribuído a Marco Polo no século XIII, derivado do termo italiano "porcellana", associado à concha de búzio. Polo comparou a porcelana chinesa às conchas de búzio devido à sua resistência, dureza, espessura e translucidez.[2]

No contexto dentário, uma cerâmica é um composto que envolve elementos metálicos (tais como alumínio, cálcio, lítio, magnésio, potássio, sódio, estanho, titânio, zircónio) e elementos não metálicos (incluindo silício, flúor, boro, oxigénio). Em contrapartida, a porcelana é um tipo específico de cerâmica caracterizado por uma fase de matriz vítrea e uma ou mais fases cristalinas, como a leucite. *É importante notar que todas as porcelanas são cerâmicas, mas o inverso não é verdadeiro - nem todas as cerâmicas são porcelanas.*[2] Por exemplo, uma coroa de alzircónia é designada como uma cerâmica de alta resistência, mas não tem uma matriz de vidro e, por isso, não se qualifica como porcelana. No contexto da medicina dentária, o termo "cerâmica" engloba todas as restaurações sem metal.

PERSPECTIVA HISTÓRICA

A utilização rotineira da cerâmica na medicina dentária de restauração pode ser recente, mas a procura de um material durável e esteticamente agradável tem raízes antigas. Ao longo da história, várias culturas reconheceram os dentes como uma caraterística facial crucial associada à saúde, juventude, beleza e dignidade[3] . A perda da estrutura dentária, especialmente dos dentes anteriores, tem colocado constantemente desafios físicos, funcionais e psicológicos.

A tecnologia dentária existia na Etrúria e na Roma antiga, mas permaneceu subdesenvolvida até ao século XVIII. No século XVIII, os materiais para dentes artificiais incluíam dentes humanos, dentes de animais com forma como os dentes humanos, o marfim e a porcelana.

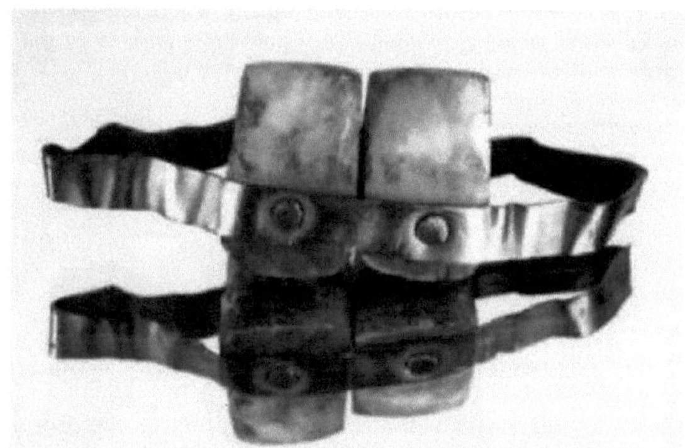

FIGURA 1- *Cópia de uma dentadura etrusca recuperada de um túmulo na Etrúria, Itália, cerca de 700 a.C. Faixas de ouro deste tipo seguravam dentes humanos ou de animais (possivelmente bois) que eram fixados por meio de rebites de ouro. (Cortesia do Museu da Ciência, Londres).*

John Greenwood esculpiu dentes de marfim de hipopótamo para pelo menos um dos quatro conjuntos de dentaduras completas que fabricou para o presidente dos EUA, George Washington. Os dentes de animais e o marfim tinham desvantagens, como a instabilidade e problemas de coloração.[4]

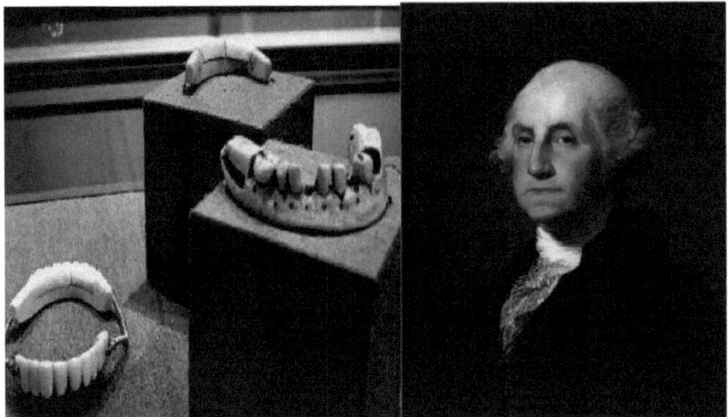

__FIGURA__ 2-(Extremo esquerdo) Dentaduras maxilares e mandibulares com mola do Presidente dos EUA George Washington, feitas de marfim de hipopótamo pelo dentista John Greenwood. (Centro e direita) Duas das primeiras dentaduras feitas para o presidente usando dentes humanos extraídos. (Cortesia da Biblioteca da Academia de Medicina de Nova Iorque).

__FIGURA 3-__ Retrato do Presidente Washington, que morreu a 14 de dezembro de 1799. A tecnologia para a produção de dentes de dentadura de porcelana não estava disponível até 1825, embora estas próteses não tenham sido aperfeiçoadas até ao desenvolvimento de bases de dentadura de borracha vulcanizada em 1839.

A porcelana, frequentemente designada por "dentes minerais", ganhou popularidade devido à sua versatilidade mecânica e estabilidade biológica. As porcelanas dentárias feldspáticas surgiram a partir de formulações europeias na década de 1720, dominando a produção de porcelanas translúcidas finas comparáveis às equivalentes chinesas. Em 1774, Alexis Duchateau e o dentista Nicholas Dubois de Chemant fabricaram com sucesso dentaduras de porcelana, substituindo as próteses de marfim, menos desejáveis ^ .[46]

Em 1808, Giusepangelo Fonzi introduziu dentes de porcelana com pinos de platina embutidos, marcando um avanço significativo na odontologia protética[4] ' .[6]

Em 1723, Pierre Fauchard lançou os alicerces da esmaltagem de bases de próteses metálicas, reconhecendo o potencial dos esmaltes de porcelana. A introdução de coroas de pilares de platina por Fonzi marcou um desenvolvimento inovador nos sistemas metalo-cerâmicos. Em 1756, Pfaff, na Alemanha, foi pioneiro num método que utilizava gesso de Paris para impressões bucais, mas só em 1839 é que a invenção da borracha vulcanizada permitiu a utilização efectiva de dentes de porcelana em bases de prótese.[7] A S.S. White Company, fundada pelo sobrinho de Stockton em 1844, desempenhou um papel fundamental no aperfeiçoamento do design e na produção em massa de dentes de porcelana para dentaduras.[7] Outros avanços surgiram em 1886, quando Land introduziu a porcelana feldspática fundida para inlays e coroas.

Apesar das vantagens estéticas, os sistemas de coroas totalmente em porcelana tiveram uma popularidade limitada até à década de 1950, altura em que foi adicionada leucite para elevar o coeficiente de expansão térmica. Os aperfeiçoamentos subsequentes dos sistemas metalo-cerâmicos nos últimos 35 anos melhoraram as ligas, a ligação porcelana-metal e as porcelanas.[8,9] Dois dos avanços mais importantes responsáveis pelo excelente desempenho estético e pelas probabilidades de sobrevivência clínica das restaurações metalo-cerâmicas são descritos nas patentes de Weinstein e Weinstein (1962) e Weinstein et al. (1962).[7]

Desenvolvimentos significativos nas propriedades, design e desempenho da metalo-cerâmica - tais como opalescência, técnicas especializadas de coloração interna, porcelanas resistentes ao esverdeamento, margens de junta de porcelana e **porcelanas de ombro** - melhoraram significativamente o aspeto geral e a "vitalidade" das coroas e pontes metalo-cerâmicas e a capacidade de sobrevivência clínica destas restaurações.[7]A década de 1980 assistiu à introdução de sistemas de coroas em cerâmica pura "shrink-free" e de sistemas de coroas em cerâmica de vidro fundível, proporcionando flexibilidade, introduzindo cerâmicas avançadas e reacendendo o interesse nas próteses em cerâmica pura.

Adair e Grossman (1984) demonstraram avanços nos sistemas totalmente cerâmicos através da cristalização controlada de um vidro, exemplificado por Dicor. O vidro foi derretido, fundido num molde refratário e cristalizado para criar a vitrocerâmica Dicor, com cristais de fluorita tetrasilica dentro de uma matriz de vidro. Posteriormente, foi introduzida uma versão maquinável, Dicor MGC, com aproximadamente 70% de volume de cristais de fluorita tetrasilica.[7]

As cerâmicas dentárias de dissilicato de lítio (2SiO2eLi2 O) foram introduzidas pela primeira vez em 1988. No início da década de 1990, foi lançado o IPS Empress, uma cerâmica vítrea prensável contendo cerca de 34% de leucite em volume. O IPS Empress 2, comercializado pela Ivoclar Vivadent, foi o produto inicial, funcionando como um material de núcleo prensado a quente.[10] O IPS Empress 2 foi classificado como uma cerâmica vítrea, um subgrupo de vidros cheios de partículas, com aproximadamente 70% de enchimento de dissilicato de lítio cristalino.[10-12] ft continha cerca de 70% de cristais de dissilicato de lítio em volume e exibia uma resistência à fratura significativamente maior em comparação com o seu antecessor.

Estas melhorias na composição da cerâmica e nos métodos de formação do núcleo aumentaram significativamente a precisão e a resistência à fratura das coroas de cerâmica pura. A transição da linha Empress 2 para a linha e.Max reflecte os avanços nos materiais e processos de fabrico no campo da cerâmica dentária, com um enfoque específico na adaptação às técnicas de medicina dentária digital. A reformulação e o refinamento do processo de produção levaram ao lançamento de uma nova linha de cerâmica em 2005, sob a marca IPS e.Max Press.

A introdução da linha e.max em 2005 levou à descontinuação da linha Empress 2 em 2009. Com a progressão da odontologia digital e os avanços no design assistido por computador e na fabricação assistida por computador, o IPS e.Max CAD foi introduzido em 2006.[13,14] A IPS e.Max CAD é uma cerâmica vítrea de dissilicato de lítio especificamente concebida para utilização em CAD/CAM. Ganhou popularidade devido às suas qualidades estéticas, resistência impressionante e facilidade de utilização.[13,14]

CAPÍTULO 3: CLASSIFICAÇÃO DAS CERÂMICAS

As cerâmicas, na sua forma feldspática natural, foram originalmente utilizadas para dentes anteriores como coroas de porcelana de alta fusão, dentes de prótese e cobertura parcial. A seleção de um material de restauração em cerâmica representa um processo de escolha difícil para o médico de hoje, devido à abundância de opções no mercado e à rapidez com que são introduzidos novos produtos. Raramente a escolha é feita com base numa compreensão completa das propriedades dos materiais. A classificação dos materiais cerâmicos pode ajudar os dentistas e os técnicos de prótese dentária a compreenderem melhor as diferentes composições, a forma como são processadas e onde devem ser utilizadas.

As cerâmicas dentárias podem ser classificadas com base em vários factores, tais como a composição, o método de processamento, a temperatura de fusão, a microestrutura, a translucidez, a resistência à fratura e a abrasividade.[15] Tradicionalmente, as restaurações em cerâmica pura eram utilizadas principalmente na região anterior. No entanto, a recente introdução de restaurações monolíticas de dióxido de lítio e zircónia expandiu a sua aplicabilidade, permitindo a sua utilização em qualquer parte da arcada dentária. Em contraste, outros sistemas cerâmicos, quando utilizados numa forma monolítica, devem geralmente ser restringidos às regiões posteriores devido à sua menor resistência à flexão. Essas cerâmicas só podem ser empregadas na região anterior quando acompanhadas de um núcleo de alta resistência, seja ele metálico ou cerâmico.

3.1 Classificação com base na composição

As cerâmicas podem ser categorizadas com base na composição em três grupos principais: as que são predominantemente compostas por vidro, as que são feitas com vidro preenchido com partículas e as que consistem em estruturas policristalinas.[15-17] As cerâmicas compostas principalmente por vidro são conhecidas pelo seu elevado atrativo estético. Os fabricantes incorporam frequentemente pequenas quantidades de partículas de carga para gerir os efeitos ópticos, imitando o aspeto natural do esmalte e da dentina. Geralmente, à medida que mais partículas de carga são adicionadas a uma cerâmica, há um aumento das propriedades mecânicas, mas uma diminuição correspondente das qualidades estéticas.

As cerâmicas policristalinas, desprovidas de vidro, distinguem-se das porcelanas. A sua estrutura cristalina confere-lhes uma elevada resistência, embora tendam a ser menos estéticas. Este princípio é análogo ao das resinas compostas de cor dentária, em que a variação do conteúdo de carga afecta as propriedades mecânicas e a translucidez. As cerâmicas, sendo materiais compósitos por definição, têm o vidro como matriz e partículas cristalinas como cargas que fundem a altas temperaturas. As cerâmicas policristalinas que não são de vidro, como as que têm uma matriz de óxido de alumínio ou de óxido de zircónio, incorporam dopantes - elementos que alteram as propriedades ópticas - em vez de partículas de carga.

As cerâmicas dentárias convencionais baseiam-se numa rede de sílica (SiO2) juntamente com feldspato potássico (K2O-A12O3-6SiO2), feldspato sodado (Na2O-A12O3- 6SiO2), ou uma combinação de ambos[7] . Vários elementos, incluindo os pigmentos

(para produzir diferentes tonalidades), opacificadores (óxido de cor branca para diminuir a translucidez) e vidros, são adicionados para controlar o coeficiente de expansão térmica, a solubilidade e as temperaturas de fusão e sinterização.

3.2 CLASSIFICAÇÃO POR MÉTODO DE TRATAMENTO

Outra forma de classificar a cerâmica é pelo seu método de processamento, que inclui a construção em pó/líquido, a fundição por deslizamento, a prensagem de cerâmica a quente e o fabrico aditivo e subtrativo assistido por computador (CAD/CAM).

!.CONSTRUÇÃO DE PÓ/LÍQUIDO

Este método de processamento tradicional envolve a mistura de pó cerâmico e líquido (como água desionizada ou o líquido de modelação do fabricante). O método de condensação inclui a construção num núcleo cerâmico ou metálico utilizando uma pasta cerâmica em pó/líquido aplicada à mão com um pincel ou uma espátula. A vibração é utilizada para condensar a pasta, removendo o excesso de líquido, que é eliminado por um tecido absorvente. O processo de aplicação tem como objetivo eliminar os espaços vazios, embora alguns possam persistir, reduzindo potencialmente a resistência global da restauração. A acumulação de cerâmica é submetida a uma queima a vácuo a uma temperatura específica durante o fabrico, um passo que remove a humidade e condensa ainda mais a cerâmica através de um processo denominado "sinterização". Durante a sinterização, a fusão ocorre nos pontos de contacto das partículas, resultando numa densificação através de um fluxo viscoso à medida que as partículas de cerâmica ou de vidro atingem a temperatura de queima. Normalmente, uma restauração é sobrecontornada em

25% para acomodar a densificação ou contração durante o ciclo de cozedura.

2. MOLDAGEM POR DESLIZAMENTO

O método de fabrico de fundição por deslizamento foi introduzido na década de 1990, apresentando uma técnica de processamento única. Neste método, um núcleo poroso é criado através de fundição por deslizamento e este núcleo é subsequentemente sinterizado e infiltrado com um vidro à base de lantânio. O resultado é a formação de duas redes contínuas interpenetrantes: uma fase vítrea e uma infraestrutura cristalina. A infraestrutura cristalina pode consistir em materiais como a alumina (AI2O3), espinélio (MgAl2O4) ou zircónia-alumina (12 Ce-TZP-AhOs)[18] . As restaurações produzidas através de fundição por deslizamento tendem a apresentar menos defeitos resultantes da fase de processamento e possuem maior resistência em comparação com a porcelana feldspática convencional .[19]

3. CERÂMICA DE PRENSAGEM A QUENTE

O método de fabrico de cerâmica prensada a quente foi introduzido no final da década de 1980, proporcionando aos técnicos de prótese dentária a capacidade de criar restaurações em cera. Utilizando a técnica de cera perdida, os técnicos podiam então pressionar um lingote de cerâmica plastificada num molde de revestimento aquecido. Inicialmente, as cerâmicas com elevado teor de vidro de leucite ou cerâmicas de prensagem óptima eram normalmente utilizadas para este processo[19] . Em 2006, o dissilicato de lítio surgiu como a segunda geração de materiais adequados para esta técnica. O procedimento padrão envolve o enceramento da restauração até ao contorno completo e, subsequentemente, a prensagem a quente para produzir a restauração final

(Figura 4-A). A área incisal é então cortada seletivamente para criar mamelons (Figura 4- B). Após este passo, são aplicadas várias porcelanas incisais. Para acomodar a contração ou a densificação durante o ciclo de cozedura, a porcelana de estratificação é intencionalmente sobrecontornada (Figura 4 C - G).

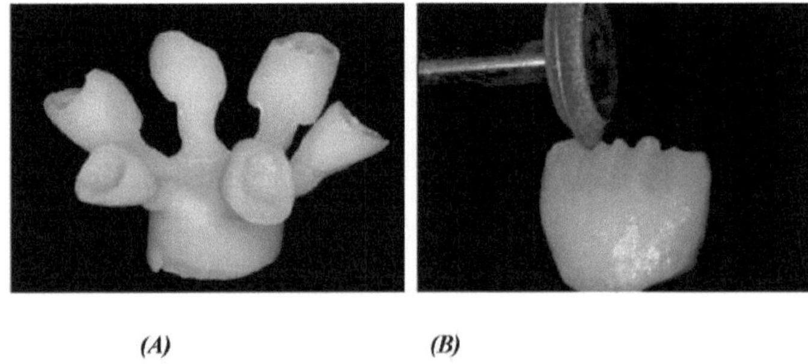

(A) *(B)*

FIGURA-4

RESTAURAÇÕES DE CERÂMICA PRENSADA A QUENTE

(A.) *Um exemplo de restaurações cerâmicas prensadas a quente ainda presas ao jito após a prensagem da cerâmica plastificada num molde de revestimento aquecido.*

(B.) *Um disco de diamante com contornos pode ser utilizado para moldar mamelons numa coroa de cerâmica reforçada com leucite prensada a quente.*

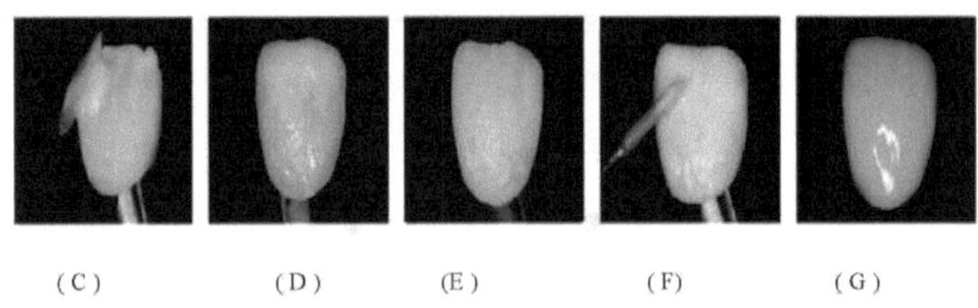

(C) (D) (E) (F) (G)

REVESTIMENTO E CONTORNO DE PORCELANA

(C) Coloca-se porcelana incisal reforçada com leucite na região incisal.

(D) *É aplicada uma quantidade adicional de porcelana incisal para ter em conta a densificação que ocorre durante o ciclo de cozedura.*

(E) *A densificação da porcelana em pó/líquido ocorre após o ciclo de cozedura.*

(F) *Uma segunda camada de porcelana incisal é aplicada em maior quantidade para contrariar o fator de retração durante a fase de cozedura.*

(G) *Contorno final da restauração.*

4. PROCESSAMENTO DE CAME CAD

Em meados dos anos 90, a Nobel Biocare introduziu o primeiro produto totalmente em cerâmica com uma subestrutura CAD/CAM. O núcleo era composto por 99,9% de alumina, sobre a qual foi aplicada uma cerâmica feldspática em camadas. Isto marcou um desenvolvimento significativo no fabrico de cerâmica maquinável, alavancando a tecnologia CAD/CAM para a digitalização, desenho e fresagem de uma restauração totalmente contornada ou de uma estrutura para uma ou várias unidades, tudo gerido por um computador.[20]

São utilizados dois métodos CAD/CAM distintos. O primeiro é uma versão aditiva, que envolve a aplicação camada a camada de material em pó através de eletrodeposição sobre um molde condutor, utilizando uma corrente eléctrica - uma técnica também conhecida como prototipagem rápida[21] . O segundo método, e mais comum, é o subtrativo, em que uma subestrutura ou restauração de contorno completo é fresada a partir de um bloco sólido de material cerâmico. Os materiais adequados para o processamento subtrativo CAD/CAM incluem cerâmicas à base de sílica, cerâmicas de infiltração, cerâmicas de dissilicato de lítio e cerâmicas de óxido de alto desempenho[22] . Por exemplo, no caso do dissilicato de lítio, este é moído como metassilicato de lítio e depois sujeito a aquecimento a 820° C num forno de duas fases. Este ciclo de queima induz um crescimento controlado do tamanho do grão (de 0,5 µm a 5 µm) e uma conversão de cristais de metassilicato em cristais de dissilicato. Este processo de cristalização não só altera a composição física e a resistência, como também assegura que a restauração atinge a tonalidade cerâmica especificada (Figura 5).

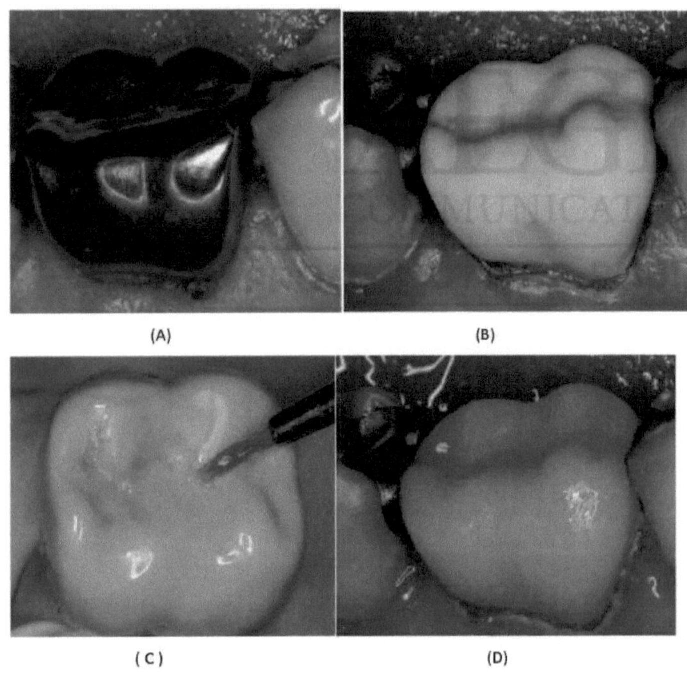

FIGURA-5 Processo de cristalização

(A.) *Vista pré-operatória de uma coroa de ouro que necessita de ser substituída devido a uma cárie secundária.*

(B) *A coroa de ouro anterior foi digitalizada antes da remoção. O dente foi preparado, digitalizado novamente e, em seguida, foi fresada uma restauração de metassilicato de lítio.*

(C) *Após o acabamento, foi aplicada uma coloração exterior.*

(D) *Vista pós-operatória. Antes da cimentação da coroa, esta foi colocada num forno de cerâmica que atingiu uma temperatura de 850°C. A esta temperatura, ocorre a cristalização da cerâmica, resultando numa alteração do metassilicato de lítio para dissilicato.*

3.3. CLASSIFICAÇÃO COM BASE NA MICROESTRUTURA

As porcelanas são classificadas em função da sua microestrutura, que compreende duas fases principais: a fase vítrea, responsável pela estética, e a fase cristalina, associada à resistência mecânica. Na porcelana feldspática, os cristais de leucite (silicato de potássio e alumínio) formam-se durante a fusão incongruente do feldspato entre 1150° C e 1530° C. O teor de leucite influencia a resistência à propagação de fissuras, sendo que um teor mais elevado de leucite resulta numa menor propagação de fissuras, o que faz com que seja designada por porcelana reforçada com leucite.

As cerâmicas prensadas a quente, classificadas como cerâmicas de vidro reforçadas com leucite, contêm cristais de leucite em abundância. Durante o ciclo de moldagem por injeção aquecida, os cristais de leucite actuam como barreiras, contrariando as tensões de tração e evitando a formação de microfissuras[23,24]. Este tipo de cerâmica pode ser utilizado para restaurações totalmente em cerâmica ou em conjunto com um coping metálico.

McLean e Hughes introduziram uma coroa totalmente em cerâmica com um núcleo interno de porcelana aluminosa contendo 40% a 50% de cristais de alumina. A adição de alumina tem como objetivo dispersar os cristais de alta resistência com um módulo elástico elevado na matriz vítrea, aumentando a resistência e a dureza da cerâmica[25]. A alumina aumenta a resistência da porcelana feldspática mais do que a leucite, contribuindo para uma maior resistência à fratura.[26]

O dissilicato de lítio, a segunda geração de materiais cerâmicos prensados a quente, é designado por cerâmica de vidro reforçada com dissilicato de lítio. Com 70% de cristais de dissilicato de lítio, este material apresenta uma maior resistência à flexão devido à sua microestrutura única, que consiste em pequenos cristais semelhantes a placas interligadas que desviam, ramificam ou atenuam as fissuras, impedindo a sua propagação.[27]

A zircónia, muitas vezes referida como "aço cerâmico", possui uma resistência mecânica excecional, estabilidade química e dimensional, e um módulo de elasticidade semelhante ao do aço inoxidável[28] . A propriedade única da zircónia de "endurecimento por transformação" permite-lhe parar o crescimento de fissuras ao induzir uma alteração na configuração e um aumento de volume localizado devido à alteração da tensão de tração para tensão de compressão à volta da fissura. As forças de compressão contrariam as forças de tração externas e impedem o avanço da fenda. Esta caraterística contribui para a baixa suscetibilidade da zircónia à fadiga por tensão e para a sua elevada resistência à flexão, tornando-a adequada para restaurações monolíticas ou como uma subestrutura com porcelana de revestimento.[29-30]

3.4 CLASSIFICAÇÃO COM BASE NA TEMPERATURA DE COZEDURA

Com base na temperatura de cozedura da porcelana dentária, esta pode ser classificada como de alta fusão (l,300° C), de média fusão (l,101° C a l,300° C), de baixa fusão (850° C a l,100° C) e de ultra-baixa fusão (< 850° C)[7] . Por exemplo, os dentes de dentadura são uma ilustração de porcelana de alta fusão, exigindo uma temperatura de queima de 1300° C. As porcelanas para coroas e pontes podem ser classificadas nas categorias de média ou baixa fusão, dependendo do sistema utilizado. A porcelana de ultra-baixa fusão é aplicada em porcelanas e esmaltes. Num esforço para simplificar esta classificação, alguns preferem atualmente utilizar apenas duas categorias - porcelanas de alta ou baixa fusão - com a separação indicada a 800 C .[o31]

3.5 CLASSIFICAÇÃO COM BASE NA TRANSLUCIDEZ

A translucidez, que se refere à quantidade de luz transmitida através de um material, desempenha um papel crucial na estética das cerâmicas dentárias[32] . Nos dentes naturais, a cor resulta da reflexão da luz alterada pela absorção e dispersão no esmalte e na dentina[33] . A cor da dentina determina principalmente a cor do dente devido à maior translucidez do esmalte, mais visível nas áreas interproximais e incisais, onde a dentina está menos presente.

Vários factores influenciam a translucidez da cerâmica dentária, sendo a espessura do material o mais significativo.[34,35] Outros factores incluem o número de cozeduras, a tonalidade do substrato e o tipo de fonte de luz.[36-38] O parâmetro de translucidez ou rácio de contraste é frequentemente utilizado para medir a translucidez da porcelana. A natureza química, o tamanho e o número de cristais numa matriz cerâmica determinam a absorção, a reflexão e a transmissão da luz. Mais cristais resultam numa menor translucidez, enquanto uma maior quantidade de matriz vítrea não preenchida, como se vê nas porcelanas feldspáticas, aumenta a translucidez. O dióxido de zircónio, sem uma matriz vítrea, é altamente opaco.

A opacidade dos materiais de núcleo de alta resistência afecta a estética geral das restaurações. Estudos que compararam a translucidez de vários materiais de núcleo cerâmico em espessuras clinicamente relevantes encontraram uma gama de níveis de translucidez. Os investigadores concluíram que os diferentes materiais de núcleo cerâmico apresentam níveis variáveis de translucidez em espessuras clinicamente adequadas.

3.6 CLASSIFICAÇÃO POR RESISTÊNCIA À FRACTURA

A medida quantitativa da capacidade de uma cerâmica para resistir à fratura frágil na presença de uma fenda é conhecida como "tenacidade à fratura", indicando a sua resistência ao crescimento da fenda[15] . Uma elevada tenacidade à fratura sugere uma tendência para a fratura dúctil, enquanto os materiais com baixa tenacidade à fratura apresentam tipicamente caraterísticas de fratura frágil.

A resistência à flexão, também designada por módulo de rutura ou resistência à flexão, mede a capacidade de um material para resistir à deformação sob uma carga e representa a tensão mais elevada registada no material no ponto de rutura. A tensão é a unidade de medida da resistência à flexão.

Por exemplo, a zircónia demonstra valores de resistência à flexão que variam entre 900 MPa e 1.100 MPa, com valores de fratura relatados entre 8 MPa e 10 MPa ^[3940] . Ao comparar a resistência à flexão de vários materiais cerâmicos, a ordem do mais forte para o mais fraco é YZ® Zirconia (Vident™), seguido de ln-Ceram® Zirconia (Vident), Procera® Alumina (Nobel Biocare), In-Ceram Alumina (Vident), dissilicato de lítio, In-Ceram Spinell (Vident), Empress® 1 (Ivoclar Vivadent), Vita Omega 900 (Vita Zahnfabrik), Vita VM® 9 (Vident) e porcelana feldspática convencional.

3.7 Classificação com base na abrasividade

A classificação de cerâmicas com base na sua abrasividade depara-se com desafios devido à presença de dois cenários distintos. No primeiro cenário, a rugosidade da superfície após o fabrico e o tipo de processo de acabamento (apenas vidrado ou vidrado e polido) são considerados. No segundo cenário, a medição envolve a rugosidade da superfície após ajustes intra-orais. Kou e colegas realizaram uma avaliação da rugosidade da superfície de cinco materiais de núcleo de cerâmica dentária - Vita ln-Ceram® Alumina, Vita ln- Ceram® Zircónia, IPS Empress 2, Procera AllCeram e Denzir.[41] O estudo, que utilizou um perfilómetro para medir os valores de Ra (micrómetros), concluiu que, antes da moagem, o Procera AllCeram e o Denzir tinham as superfícies mais lisas, enquanto o IPS Empress 2 tinha as mais grosseiras. Após o desbaste, todos os materiais, exceto o IPS Empress 2, apresentaram um aumento da aspereza. O polimento com Sof-Lex não mostrou diferenças significativas entre Denzir, Vita Mark ∏, e IPS Empress 2, ou entre Procera AllCeram e ln-Ceram Zirconia. Não foi observada qualquer diferença significativa entre os espécimes Procera AllCeram ou ln-Ceram Alumina polidos e polidos. Após o polimento da superfície polida, foram observadas superfícies mais suaves em Denzir, IPS Empress 2 e In-Ceram Zirconia, enquanto o efeito de polimento em Procera AllCeram e In-Ceram Alumina foi ineficaz.

Num estudo separado, Heintze e colegas analisaram 20 estudos in vitro que investigavam o desgaste de materiais e os seus antagonistas.[42] Os resultados foram inconsistentes devido a variações nos parâmetros de teste, como a força, o número de ciclos, a frequência dos ciclos e o número de espécimes. Os investigadores concluíram que, por uma questão de consistência e correlação com estudos clínicos, a avaliação de um material cerâmico contra o esmalte não preparado de cúspides molares contra coroas esmaltadas parece ser o método mais adequado. No entanto, a elevada variabilidade dos resultados exige amostras de grandes dimensões para diferenciar os materiais, lançando dúvidas sobre a fiabilidade geral da abordagem in vitro.

CAPÍTULO 4: SOBRE VITROCERÂMICA

A importância das vitrocerâmicas baseadas no sistema SiO2-Li2O no domínio dos materiais actuais para a medicina dentária protética não pode ser exagerada. A análise da proliferação de produtos vitrocerâmicos recentemente introduzidos, a maioria dos quais se enquadra na categoria dos (di)silicatos de lítio, revela um subtil processo de seleção natural que se tem vindo a desenvolver nas últimas décadas. Este processo favorece composições específicas, permitindo que as suas caraterísticas distintivas perdurem, enquanto os materiais menos viáveis são gradualmente eliminados do mercado.

O dissilicato de lítio, em particular, tornou-se uma marca de renome, conduzindo outras composições de vitrocerâmica para uma rápida obsolescência. Na medicina dentária contemporânea, as caraterísticas dominantes giram principalmente em torno das propriedades mecânicas e ópticas, com o processo de fabrico a desempenhar um papel crucial. Por exemplo, os inovadores dissilicatos de lítio injetáveis prensados a quente, inicialmente conhecidos como IPS Empress® 2 e agora IPS e.max® Press (ambos da Ivoclar-Vivadent AG), apresentam desempenho mecânico superior e estética comparável. No entanto, estão a perder terreno para os análogos maquináveis, devido à sua facilidade de processamento, custo-eficácia e comodidade no consultório[36] . Os aspectos psicológicos inerentes ao comportamento dos consumidores também contribuem para a sobrevivência ou o desaparecimento de classes de produtos inteiras. Os novos silicatos de lítio, apesar de terem propriedades mecânicas inferiores, estão a seguir a onda estabelecida pelos dissilicatos de lítio, conquistando uma quota de mercado significativa através da inércia.

4.1 VARIAÇÕES DE COMPOSIÇÃO

As vitrocerâmicas à base de lítio não são criações novas da indústria dentária. Os primeiros produtos dentários que surgiram no final da década de 1990 resultaram da adaptação de composições de dissilicato de lítio, exemplificadas pelo vidro de dissilicato de lítio fotocondicionável Fotoceram® - o primeiro material vitrocerâmico sintético descoberto acidentalmente por Stanley D. Stookey em 1953 no Coming fnc. Um produto semelhante, Foturan®, foi fabricado pela Schott AG.

Definições e esclarecimentos são essenciais para a compreensão subsequente, é crucial diferenciar entre o uso geral do termo "dissilicato de lítio" e a sua aplicação exacta, referindo-se especificamente à composição estequiométrica do vidro de origem, denotada como 2SiO2·Li2O numa relação 2:1 SiO/Li2O mol% (aproximadamente 4:1 em wt.%), por vezes abreviada como LS2. Outra estequiometria comum é a razão 1:1 mol% de SiO2 para Li2O (aproximadamente 2:1 em wt.%), denominada silicato de lítio (LS). A estequiometria na ciência do vidro implica que as fases cristalina e vítrea são isoquímicas - têm a mesma composição, mas diferem na disposição estrutural (cristal vs. vidro). A cristalização de 2Si02·Li2O produz uma vitrocerâmica contendo cristais de Li2Si2O5 (dissilicato de lítio) com um vidro isoquímico residual de 2Si02·Li2O. Analogamente, o vidro Si2Li2O cristaliza Li2SiO2 (metassilicato de lítio). Durante a cristalização, os vidros residuais nestas composições devem manter a sua estequiometria.

As vitrocerâmicas dentárias à base de lítio, contudo, não são estequiométricas; baseiam-se em vidros multicomponentes. Estes vidros incorporam óxidos como ALO3, K2O, CeO2 e óxidos vestigiais (para além de SiO2 e Li2O) para reduzir a temperatura de fusão e a viscosidade, aumentar a resistência à solubilidade química e acelerar a cinética de cristalização utilizando agentes de nucleação como o pentóxido de fósforo (P_2O_5). Embora faltem convenções de nomenclatura para composições multicomponentes, o uso informal de "dissilicato de lítio" é para materiais compostos principalmente pela fase $Li_2Si_2O_5$, e "silicato de lítio" para aqueles compostos principalmente pela fase Li_2SiO_3. O termo "(di)silicato de lítio" é utilizado para materiais que contêm tanto Li_2SiO_3 como $Li_2Si_2O_5$, apesar de existirem alternativas mais adequadas. Muitas composições dentárias também contêm pequenas quantidades (<10 vol.%) de ortofosfato de lítio (Li_3PO_4). Uma lista das principais composições de óxidos e fracções de fases cristalinas encontradas em numerosas vitrocerâmicas actuais à base de lítio é fornecida na Tabela determinada por Fluorescência de Raios X (XRF) e Espectroscopia de Emissão Ótica com Plasma Acoplado Indutivamente (ICP-OES)].[37]

É crucial notar que o facto de ser multicomponente não implica necessariamente ser não estequiométrico. Não estequiométrico refere-se a desvios das razões estequiométricas de SiO_2 para Li_2O dentro dos limites deste sistema binário. Os vidros multicomponentes podem ter rácios estequiométricos SiO_2/Li_2O mas não são inerentemente vidros estequiométricos. As primeiras vitrocerâmicas dentárias à base de lítio tinham rácios SiO_2/Li_2O superiores a 2, mantendo o teor de SiO_2 mol% próximo do encontrado na composição estequiométrica do dissilicato de lítio (66,6 mol%). A adição de outros óxidos ocorre à custa do Li_2O, reduzindo invariavelmente a cristalinidade máxima alcançável e resultando num vidro residual rico em SiO_2, que pode promover a cristalização das fases cristobalite e quartzo (ambas SiO_2) em algumas composições. Durante a nucleação e cristalização de vidros multicomponentes, o vidro residual sofre uma alteração permanente na química e na estrutura da rede (ao contrário dos vidros estequiométricos), resultando em vidros complexos que interagem dinamicamente com as fases cristalinas em desenvolvimento no que respeita ao comportamento térmico.

Material	Manufacturer	SiO_2	Li_2O	SiO_2/ Li_2O	P_2O_5	ZrO_2	Al_2O_3	K_2O	CeO_2	MgO	Crystal phases
IPS e..max® CAD	Ivoclar-Vivadent	68.3	24.3	**2.81**	1.33	0.37	1.97	2.42	0.83	0.24	60.3 vol.% $Li_2Si_2O_5$ 6.8 vol.% Li_3PO_4 1.0 vol.% Cristobalite
IPS e.max® Press		64.2	26.0	**2.46**	1.76	0.30	1.3	2.50	0.23	1.02	53 vol.% $Li_2Si_2O_5$ 1.2 vol.% Li_2SiO_3 7.3 vol.% Li_3PO_4
Suprinity® PC	Vita Zahnfabrik	54.7	34.9	**1.57**	2.31	4.52	1.13	1.14	0.65	0.21	27.1 vol.% Li_2SiO_3 14.4 vol.% $Li_2Si_2O_5$ 11.6 vol.% Li_3PO_4
Initial™ LiSi Press	GC	66.8	24.3	**2.74**	1.16	0.41	2.93	1.29	0.47	0.18	44.9 vol.% $Li_2Si_2O_5$ 4.9 vol.% Li_3PO_4
Amber® Mill	Hass	69.8	23.0	**3.03**	1.50	0.01	1.68	1.77	0.57	0.38	46.1 vol.% $Li_2Si_2O_5$ 6.2 vol.% Li_3PO_4 13.2 vol.% quartz 0.7 vol.% Cristobalite
Amber® Press		62.9	28.1	**2.23**	1.47	0.25	1.21	2.50	0.47	0.47	42.3 vol.% $Li_2Si_2O_5$ 7.7 vol.% Li_2SiO_3 7.9 vol.% Li_3PO_4
N!CE®	Straumann	63.2	22.8	**2.77**	2.42	0.25	6.22	0.30	0.33	0.25	28.5 vol.% $Li_2Si_2O_5$ 6.2 vol.% Li_3PO_4 41.7 vol.% $LiAlSi_2O_6$
Obsidian®	Glidewell labs.	56.6	30.0	**1.88**	1.12	2.53	1.62	2.66	0.37	0.33	36.9 vol.% Li_2SiO_3 6.3 vol.% Li_3PO_4
CEREC Tessera™	Dentsply-Sirona	59.6	28.7	**2.07**	2.28	4.75	1.56	0.80	0.66	0.74	37.7 vol.% $Li_2Si_2O_5$ 11.2 vol.% Li_3PO_4 3.7 vol.% quartz
Celtra® Duo		54.7	34.9	**1.57**	2.31	4.52	1.13	1.14	0.65	0.21	26.9 vol.% Li_2SiO_3 12.9 vol.% $Li_2Si_2O_5$ 11.2 vol.% Li_3PO_4

TABELA *1 Composição química (em mol%) e cristalinidade de algumas vitrocerâmicas dentárias à base de lítio*

4.2 CARACTERÍSTICAS FÍSICO-QUÍMICAS, ÓPTICAS E MECÂNICAS PROPRIEDADES DO LÍTIO DI SILICATO

A evolução do dissilicato de lítio (LS2) continuou com a introdução de uma nova formulação chamada "IPS e.max Press" pela Ivoclar Vivadent, em 2005. Este novo material tinha como objetivo melhorar tanto as propriedades mecânicas como as caraterísticas ópticas, através da otimização dos parâmetros de processamento. Os principais avanços incluíram a formação de cristais menores e mais uniformemente distribuídos, levando a um melhor desempenho.
As propriedades mecânicas da IPS e.max Press foram notavelmente melhoradas em comparação com as antigas cerâmicas vítreas. A resistência à flexão desta formulação variou de 370 a 460 MPa, e a tenacidade à fratura (KIC) foi relatada como estando entre 2,8 e 3,5 Mlk1\111. Estes valores foram significativamente mais altos do que os das vitrocerâmicas anteriores, tornando o IPS e.max Press um material mais forte e mais resistente.

O desempenho mecânico melhorado da IPS e.max Press pode ser atribuído a dois fatores principais. Primeiro, o material apresenta uma distribuição em camadas, fortemente interligada, dos cristais alongados de dissilicato. Esta disposição impede a propagação de fissuras em planos específicos, contribuindo para o aumento da tenacidade. Em segundo lugar, existe um desfasamento entre os coeficientes de expansão térmica dos cristais LS2 e a matriz vítrea. Esta incompatibilidade induz uma tensão tangencial de compressão ao redor dos cristais, contribuindo, ainda mais, para a resistência mecânica do material.[43] As melhorias na resistência e na tenacidade, trazidas pelo IPS e.max Press, não somente o tornaram adequado para a produção de núcleos cerâmicos para coroas de duas camadas, mas também expandiram as suas aplicações clínicas para as restaurações monolíticas. Estas restaurações monolíticas, sem a necessidade de cerâmica de recobrimento, são anatomicamente moldadas, coloridas por meio de pigmentos superficiais e caracterizadas por uma maior resistência à fadiga, quando comparadas com as bilayered. Isto demonstra a versatilidade e a durabilidade do IPS e.max Press em aplicações dentárias.

CAD CAM LÍTIO DISLICATE

A introdução das tecnologias de desenho assistido por computador/manufatura assistida por computador (CAD-CAM) tem influenciado significativamente o campo das restaurações dentárias, particularmente com materiais como o dissilicato de lítio (LS2). O IPS e.max CAD é um bloco cerâmico projetado para a fresagem de restaurações, usando dispositivos CAD-CAM. Esta abordagem oferece vantagens, tais como a produção em consultório, a maior eficiência de corte, a mais rápida trabalhabilidade e o menor desgaste das ferramentas de fresagem, em comparação com as técnicas tradicionais de prensagem a quente.[44-46]

Os blocos parcialmente pré-cristalizados do IPS e.max CAD são fabricados num "estado azul", contendo 40% de metassilicatos (Li2SiO3), além de núcleos de cristais de dissilicato de lítio (Li2Si2O5). Estes blocos apresentam uma resistência à flexão moderada de cerca de 130 MPa no seu estado pré-cristalizado, o que facilita o seu trabalho durante a moagem. Após o procedimento de moagem, um ciclo de aquecimento transforma os cristais de metassilicato em dissilicato de lítio, resultando em um aumento da resistência à flexão de até 262 ± 88 MPa e uma tenacidade à fratura de 2,5 MPa·ml⁄2.

Os blocos IPS e.max CAD estão disponíveis em diferentes cores, obtidas pela dispersão dos íons de coloração na matriz vítrea, e em diferentes graus de translucidez, baseados no tamanho e na distribuição dos cristais na matriz vítrea.[47,48] A resistência à flexão do dissilicato de lítio entre blocos prensados a quente e blocos CAD-CAM com diferentes translucidez é um tema de debate.

Foi relatado que o processo de fabrico não afecta significativamente as caraterísticas mecânicas das cerâmicas de dissilicato de lítio e que a resistência à flexão é influenciada pela translucidez, principalmente para os materiais processados por CAD. Estudos demonstraram que as coroas e.max CAD totalmente anatómicas in vitro apresentam uma resistência à fratura adequada para restaurações posteriores monolíticas e são mais resistentes à fadiga em cargas cíclicas do que a zircónia revestida, que é mais propensa a lascar. -[4950]

No que diz respeito à resistência mecânica, os estudos in vitro demonstraram que as coroas LS2 revestidas apresentam valores de carga de fratura mais baixos em comparação com as monolíticas, sendo o principal mecanismo de falha a fratura em bloco que se inicia a partir da superfície oclusal.[51] As restaurações monolíticas, tanto em coroas unitárias suportadas por dentes e implantes (SC) como em próteses dentárias fixas de 3 unidades (FDPs), demonstraram uma força de fratura e resistência à fadiga adequadas para utilização em áreas posteriores, fornecendo fortes evidências para a sua aplicação clínica.[51-55] São esperados novos desenvolvimentos neste material, considerando diferentes processos de produção e os seus efeitos na microestrutura e nas propriedades mecânicas.

A comparação de diferentes materiais de cerâmica dentária, como o dissilicato de lítio monolítico (LS2) e a cerâmica de silicato de lítio reforçada com zircónia (ZLS), coloca desafios devido à complexidade dos factores que influenciam os resultados. Foi relatado que a LS2 e a ZLS monolíticas oferecem uma maior resistência à fratura do que a zircónia de duas camadas, folheada à mão.[56] Além disso, a investigação recente in vitro sugere que os valores de carga para fratura da zircónia monolítica são superiores aos da LS2, e os valores da LS2 são superiores aos da ZLS.[57] É importante notar que a resistência à fadiga do LS2, especialmente, é fortemente influenciada por várias variáveis experimentais. Estas incluem a quantidade de carga cíclica, o desenho e o material do pilar e do antagonista, os parâmetros de termociclagem e o ambiente de teste. A heterogeneidade e a falta de padronização nos projectos de investigação, nos materiais testados e nas condições experimentais tornam difícil a comparação fácil dos dados entre estudos.

O impacto destas variáveis na resistência à fadiga realça a necessidade de uma consideração cuidadosa e de uma padronização nas configurações experimentais, de modo a tirar conclusões significativas sobre o desempenho de diferentes materiais cerâmicos dentários. Os investigadores e os clínicos devem estar cientes destes factores quando interpretam e comparam os dados de vários estudos para garantir uma compreensão abrangente das propriedades mecânicas e das implicações clínicas destes materiais em aplicações dentárias

Material	Young's Modulus [GPa]	Shear Modulus [GPa]	Density [g/cm³]	Poisson's ratio	K_{Ic} [$MPa\sqrt{m}$]	Characteristic strength [MPa]/Weibull modulus	Microstructural size
IPS e.max® CAD (crystallized)	102.5	42.2	2.466	0.216	2.04	647.9/17.5	$Li_2Si_2O_5$ ~ 1 µm Li_3PO_4 < 50 nm Cristobalite ~ 0.1 µm
IPS e.max® CAD (pre-crystallized)	n.a.	n.a.	n.a.	n.a.	1.28	n.a.	Li_2SiO_3 ~ 0.7 µm Li_3PO_4 < 50 nm
IPS e.max® Press	100.8	41.9	n.a.	0.200	2.13 (random) 2.25 (oriented)	466.7/16.6	$Li_2Si_2O_5$ ~ 4 µm Li_3PO_4 < 200 nm
Suprinity® PC (crystallized)	102.9	43.0	2.604	0.208	1.39	611.2/5.3	Li_2SiO_3 < 50 nm $Li_2Si_2O_5$ ~ 0.4 µm Li_3PO_4 < 50 nm
Suprinity® PC (pre-crystallized)	n.a.	n.a.	n.a.	n.a.	0.91	n.a.	Li_2SiO_3 < 50 nm
Initial™ LiSi Press	102.9	42.4	2.435	0.213	2.11	n.a.	$Li_2Si_2O_5$ ~ 2 µm Li_3PO_4 < 200 nm
Amber® Mill	98.3	41.4	2.453	0.187	1.71	n.a.	$Li_2Si_2O_5$ ~ 0.5 µm Li_3PO_4 < 50 nm Quartz < 50 nm
Amber® Press	105.5	43.1	2.510	0.225	2.29	n.a.	Li_2SiO_3 ~ 3 µm $Li_2Si_2O_5$ ~ 5 µm Li_3PO_4 < 200 nm
N!CE®	91.7	38.9	2.629	0.180	1.53	n.a.	$Li_2Si_2O_5$ < 100 nm Li_3PO_4 < 100 nm $LiAlSi_2O_6$ < 100 nm
Obsidian® (crystallized)	100.0	40.9	2.622	0.220	1.84	n.a.	Li_2SiO_3 ~ 0.5 µm Li_3PO_4 < 100 nm
Obsidian® (pre-crystallized)	99.0	40.5	2.629	0.221	1.64	n.a.	Li_2SiO_3 ~ 5 µm Li_3PO_4 < 50 nm
CEREC Tessera™	103.1	41.9	2.622	0.229	1.45	n.a.	$Li_2Si_2O_5$ ~ 0.3 µm Li_3PO_4 < 50 nm
Celtra® Duo	107.6	44.1	2.623	0.220	1.52	626.8/5.2	Li_2SiO_3 < 50 nm $Li_2Si_2O_5$ ~ 0.8 µm Li_3PO_4 < 50 nm

TABELA 2 *Propriedades físicas e mecânicas de algumas vitrocerâmicas dentárias à base de lítio*

4.3 CARACTERÍSTICAS DE ABRASIVIDADE E DESGASTE DO DISSILICATO DE LÍTIO

O LS2 apresenta propriedades de desgaste favoráveis, com caraterísticas altamente dependentes da qualidade da superfície da restauração. O polimento exato da superfície resulta num comportamento tribológico conveniente in vitro, com propriedades de fricção e desgaste muito semelhantes às do esmalte.

As simulações in vitro indicam que a abrasividade do LS2 é mais agressiva em comparação com o ouro tipo III e a zircónia monolítica polida.[58-61] Algumas evidências in vivo suportam o comportamento de desgaste favorável e a durabilidade geral do LS2.[42]

Na presença de um ambiente de pH básico e após a escovagem com pasta dentífrica abrasiva, a rugosidade da superfície pode aumentar, levando a uma redução do brilho.[62-66]

O glazeamento de restaurações monolíticas de LS2, especialmente nas superfícies oclusais em locais posteriores, deve ser evitado, exceto se for crucial por razões estéticas. O glazeamento pode ser limitado a zonas esteticamente relevantes. Os procedimentos de polimento cuidadosos são cruciais após o polimento oclusal ou refinamento estético das restaurações de LS2.

O LS2 foi identificado como um dos materiais mais críticos para o ajuste intra-oral. Evidências in vitro, utilizando microscopia eletrónica de varrimento (SEM), mostraram uma acumulação significativa de limalha nas brocas de diamante durante o ajuste intra-oral. O ajuste intra-oral pode exigir forças e energia de maquinação mais elevadas, levando ao provável aparecimento de fracturas intergranulares e transgranulares.

Existem riscos potenciais de danos térmicos tanto nos tecidos como nas restaurações durante o ajuste intra-oral.[65] Embora o LS2 demonstre propriedades de desgaste favoráveis quando devidamente polido, determinados procedimentos clínicos como o polimento, o glazeamento e o revestimento podem aumentar o desgaste e afetar as caraterísticas da superfície da restauração. Os clínicos devem ser cautelosos em relação aos ajustes intra-orais do LS2 devido aos desafios relatados, incluindo a acumulação significativa de lascas e os riscos potenciais de fracturas e danos térmicos.

4.4 BIOCOMPATIBILIDADE DO DISSILICATO DE LÍTIO

A qualidade superior de resposta dos tecidos moles do LS2 é uma das suas qualidades mais fortes. A elevada biocompatibilidade é demonstrada in vitro por este material, especialmente quando a sua superfície é polida. Isto é demonstrado não só pela retenção mínima de placa, mas também pela adesão e proliferação de células epiteliais humanas e fibroblastos gengivais humanos.[67]

A análise da concentração de marcadores de inflamação no fluido crevicular gengival in vivo revelou que não houve respostas inflamatórias na presença de restaurações de LS2; as restaurações de zircónia produziram resultados semelhantes[68] . Os resultados da cultura de tecidos também indicaram estas respostas favoráveis dos tecidos[67] . A experiência clínica demonstrou que, quando as restaurações de LS2 entram em contacto com a gengiva marginal ou com a periimplanta, os tecidos moles podem parecer bastante naturais e sólidos.

4.5 TRATAMENTO DE SUPERFÍCIE E CIMENTAÇÃO/COLAGEM

O LS2 apresenta uma excelente biocompatibilidade e elevadas propriedades mecânicas.

Apresenta boas caraterísticas estéticas, nomeadamente uma elevada translucidez (cerca de 30% superior à da zircónia convencional). [68]Devido à presença de sílica, a LS2 é sensível aos ácidos. As microirregularidades, os buracos e a rugosidade da superfície são criados na superfície do entalhe através de um condicionamento ácido ou de tratamentos físicos.

O ataque ácido com ácido fluorídrico (HF) é o procedimento recomendado para o LS2. Sugere-se um condicionamento de 20 segundos com uma concentração de 5% de HF, que é mais curto do que o tempo necessário para outras cerâmicas. Tempos de condicionamento mais longos ou concentrações de HF mais elevadas podem ser demasiado agressivos, levando a danos na superfície e na microestrutura interna, afectando negativamente o desempenho mecânico.[69-77]

Um método alternativo de tratamento de superfície seria o jato de areia LS2 com partículas de óxido de alumínio, que é outro método para criar microirregularidades na superfície. A gravação a laser é mencionada, mas pode resultar numa perda excessiva de material e as modificações da superfície são menos uniformes em comparação com a gravação a alta frequência.[73-74] O jato de areia e a gravação a laser podem levar a uma perda excessiva de material, afectando a uniformidade das modificações da superfície e reduzindo a resistência à flexão.

O silano é utilizado para melhorar a ligação adesiva do LS2. O silano assegura uma interação química entre o agente à base de resina e a cerâmica, formando fortes ligações de siloxano.[75-79] O uso de silano combinado com um monómero funcional de fosfato, especificamente 10-Metacriloiloxidecil-Dihidrogenofosfato (IO-MDP), é feito para aumentar a força de ligação. Esta combinação cria um ambiente ácido, melhorando ainda mais a força de ligação do cimento de cimentação à base de resina à cerâmica de dissilicato de lítio .[80]

4.6 APLICAÇÕES CLÍNICAS DO DISSILICATO DE LÍTIO

No que diz respeito às aplicações clínicas do LS2, é essencial destacar a sua excecional versatilidade como material isento de metal, atribuída às suas elevadas qualidades estéticas, caraterísticas mecânicas robustas e ligação eficaz aos tecidos dentários, facilitada pelo seu teor de sílica. As cerâmicas de dissilicato de lítio têm utilidade em várias restaurações, abrangendo aplicações suportadas por dentes e implantes, desde coroas unitárias (SCs) a próteses dentárias fixas (FDPs), facetas anteriores e inlays, onlays e overlays posteriores.

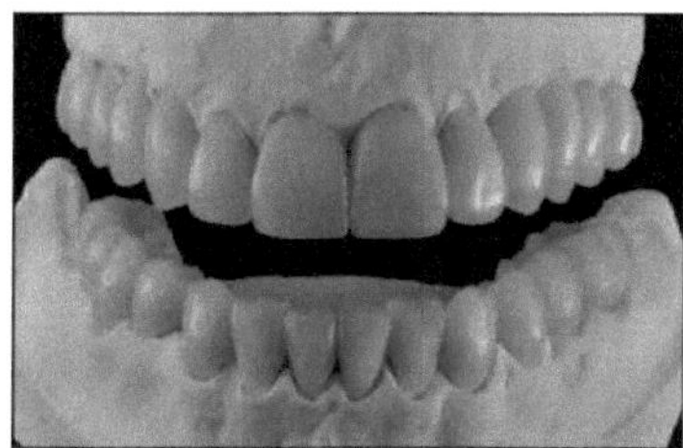
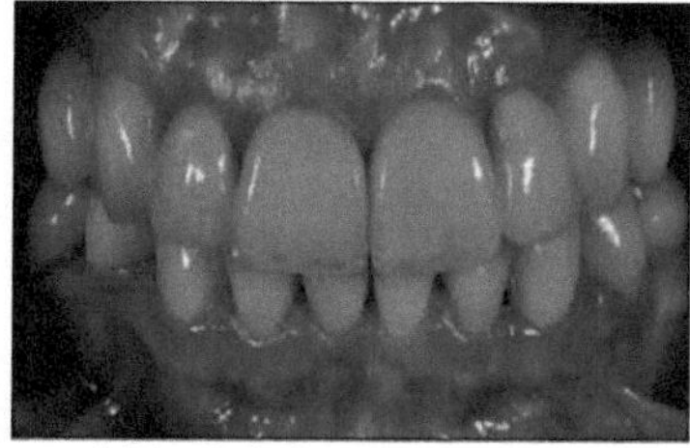

FIGURA- 6 Reabilitação da boca completa com coroas unitárias de dısılıcato de lítio

(a) Restauro acabado e polido em três moldes principais.

(b) Acompanhamento de cinco anos de reabilitação de boca inteira com dentes naturais e implantes.

Apesar de terem sido introduzidas no mercado há relativamente pouco tempo, existe atualmente uma escassez de dados a longo prazo sobre restaurações LS2, especialmente as que envolvem a produção CAD-CAM. Estudos prospectivos a médio prazo demonstraram, no entanto, taxas de sobrevivência cumulativas positivas tanto para coroas suportadas por dentes (94,8% após 8 anos) como para coroas suportadas por implantes produzidas através de procedimentos CAD-CAM após impressões convencionais (100% após 5 anos). ^[8183] Um estudo prospetivo recente sobre restaurações monolíticas suportadas por implantes com base em LS2, utilizando um fluxo de trabalho digital completo, demonstrou uma taxa de sobrevivência de 100% sem complicações técnicas ou biológicas após 2 anos de serviço. Os estudos retrospectivos também indicam um desempenho clínico satisfatório do LS2, com taxas de sobrevivência favoráveis e uma baixa incidência de falhas mecânicas, tais como descolagem, fracturas e lascas.[52,84-87]

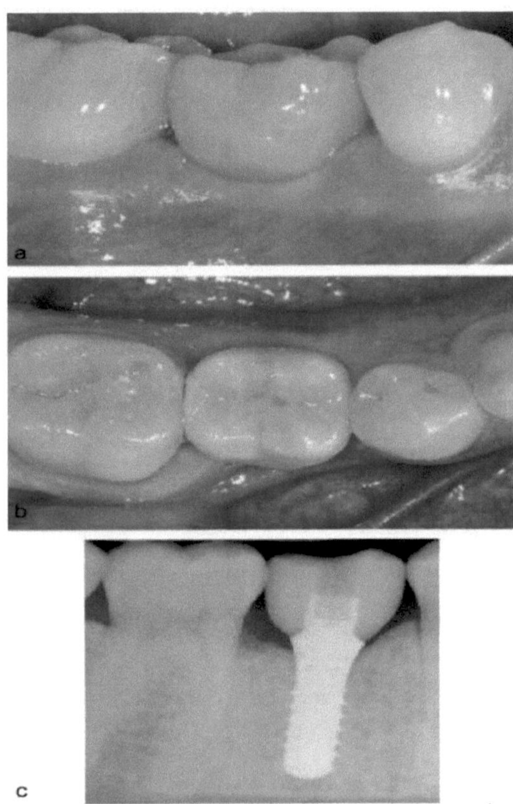

[4]
FIGURA-7Coroa LS2 monolítica suportada por implante na região FDI45 após 2 anos de carga:
(a) vista lateral e (b) vista oclusal, bem como
(c) Imagiologia radiográfica 2D

Nos procedimentos de "chairside", as coroas monolíticas de LS2 apresentaram uma taxa de sobrevivência de 83,5% após 10 anos de seguimento, com complicações predominantes incluindo perda de retenção, cáries secundárias e hipersensibilidade.[88]

Durante a última década, o LS2 foi sugerido para o fabrico de coroas unitárias monolíticas de contorno completo coladas a estruturas de zircónio CAD-CAM de arco completo suportadas por implantes. Um estudo a médio prazo relatou uma taxa de sobrevivência de 100% após 5 anos de acompanhamento.[89] Um estudo in vitro sugeriu que as coroas LS2 suportadas por pilares de implante de poliéter éter cetona (PEEK) reforçados com cerâmica podem ser uma alternativa aos pilares de zircónia com uma base de titânio para restaurações de implante único na região anterior.[90] Devido à ligação fiável da resina à cerâmica de vidro, as indicações clínicas do LS2 incluem restaurações adesivas suportadas por dentes. Nos locais anteriores, as facetas laminadas feitas de LS2 com duas camadas e facetadas à mão são uma escolha preferida, particularmente quando se prevê um elevado desempenho clínico e resultados estéticos[91] ·

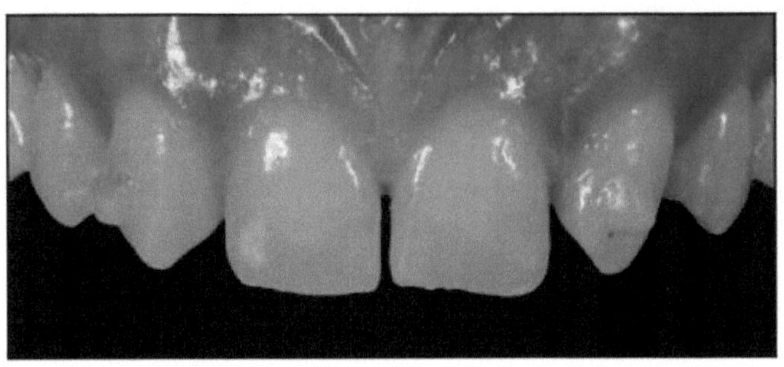

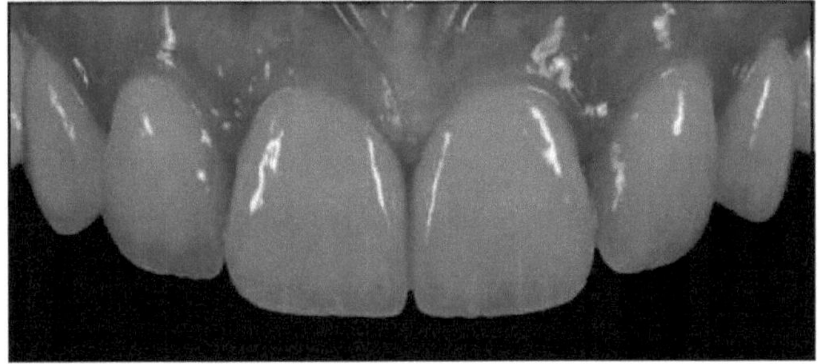

FIGURA -8 Reabilitação dos dentes anteriores do maxilar com seis facetas de dissilicato de lítio: (a) Vista pré-operatória (b) Acompanhamento de cinco anos.

Estudos clínicos e in vitro demonstraram que, em condições específicas, tais como dentes longos, margens para além da junção cemento-esmalte (CEJ), grandes áreas de dentina exposta ou tensões de tração flexural devido a cargas funcionais elevadas, as facetas laminadas enfrentam maiores riscos de falha. A preservação máxima do esmalte e a resistência mecânica das facetas são identificadas como factores cruciais de sucesso. =[9293] Devido às suas propriedades mecânicas, o dissilicato de lítio é considerado uma opção viável para o fabrico de facetas cerâmicas em condições biomecânicas desfavoráveis. Os materiais cerâmicos rígidos, como o LS2, têm um efeito de proteção nas estruturas dentárias subjacentes, reforçando assim o complexo de restauração

Desde a sua introdução em 1991, as próteses dentárias fixas em cerâmica pura, ligadas por resina (RBFDPs) ganharam popularidade como restaurações minimamente invasivas para substituir um único dente em falta na arcada anterior[94] . Apesar de uma notável taxa inicial (1 ano) de fracturas de retentores unilaterais em pontes adesivas convencionais de dois retentores em cerâmica pura, observou-se que estas restaurações fracturadas e suportadas unilateralmente permanecem no local durante 5 a 10 anos.[95-97] Consequentemente, desde 1997, os RBFDPs em cerâmica pura com cantilever têm sido propostos como uma nova modalidade de tratamento conservador para a substituição de dentes anteriores unitários em falta, envolvendo uma preparação dentária mínima no lado lingual, com o objetivo de conseguir um posicionamento correto durante a cimentação[98] . Vários materiais têm sido propostos ao longo dos anos, principalmente pela sua elevada resistência, incluindo cerâmica de alumina infiltrada com vidro[99] e zircónia densamente sinterizada, de duas camadas, tratada com uma combinação de abrasão a ar de pressão moderada e MDP, mostrando resultados promissores a médio prazo.[100-103] Devido às suas propriedades ópticas vantajosas e à opção de ligação de HF etching/silano, o LS2 também foi sugerido como um material alternativo para tais restaurações em cantilever, apresentando resultados clínicos comparativamente promissores ι° -ι°[46] . Numa revisão sistemática, verificou-se que os RBFDP cantilever têm uma taxa de insucesso mais baixa do que os convencionais de dois pilares "estilo ponte de Maryland", onde ocorre uma tensão biomecânica mais elevada devido às diferentes direcções das forças que actuam nos dentes de suporte adjacentes durante a orientação anterior em movimentos mandibulares protrusivos e laterais. Noutra revisão recente, foi relatada uma taxa de sobrevivência estimada de 91,2% aos 5 anos para RBFDPs totalmente em cerâmica, com uma taxa de descolagem mais elevada observada com restaurações ligadas a resina de zircónia em comparação com as de cerâmica de vidro, embora seja necessário um maior nível de evidência para avaliações finais a longo prazo do desempenho clínico dos RBFDPs totalmente em cerâmica. As RBFDPs são consideradas uma solução protética adequada como alternativa às coroas unitárias implanto-suportadas, especialmente em casos de comprometimento anatómico que exijam procedimentos cirúrgicos dispendiosos e invasivos, restrições financeiras ou a presença de pacientes jovens com incisivos ausentes congénita ou pós-traumaticamente. Em qualquer caso, para minimizar os riscos de falha mecânica ou descolagem, é necessário definir um planeamento cuidadoso do tratamento após uma avaliação extensiva da estética, dos aspectos oclusais e das considerações técnicas, antes de prosseguir com as fases operacionais.

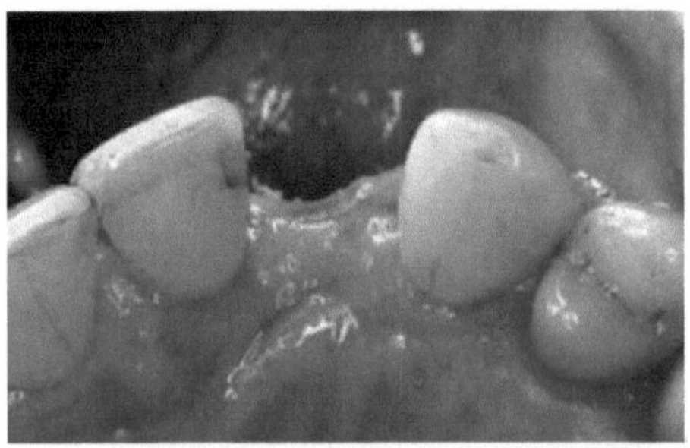

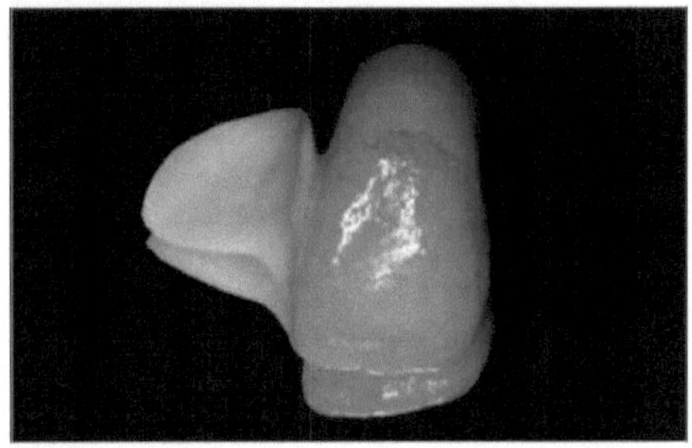

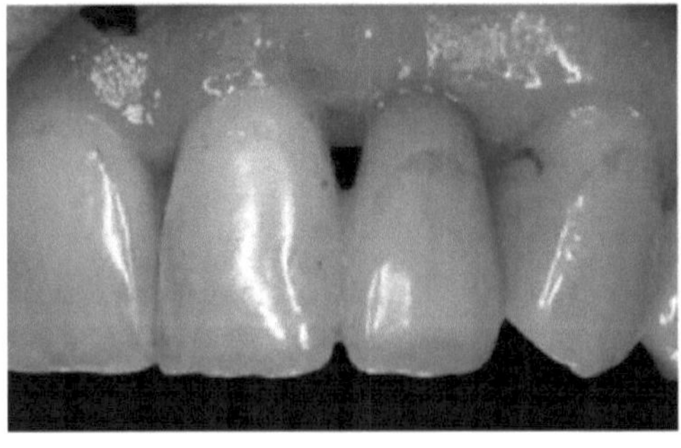

FIGURA -9 RBFPD (prótese parcial fixa colada com resina)

Nas regiões posteriores, o LS2 pode ser utilizado eficazmente para restaurações unitárias monolíticas coladas com resina, incluindo inlays, onlays, coroas parciais não retentivas e tampos de mesa de cobertura total. O material apresenta vantagens claras, como a elevada resistência à fratura, evidenciada por valores elevados de Ioad-at-fracture em tampos de mesa/folheados oclusais. Esta caraterística permite uma espessura de restauração reduzida (1-1,5 mm), juntamente com um baixo desgaste, um potencial abrasivo mínimo, uma forte ligação adesiva e uma elevada biocompatibilidade. Estas propriedades são particularmente benéficas quando se lida com dentes severamente desgastados ou quando são necessárias correcções oclusais substanciais, como se verifica em casos como mordidas abertas laterais pós-ortodônticas.[50, 107-111] Apesar do acompanhamento limitado, a literatura recente indica resultados clínicos favoráveis para estas soluções de restauração. [112, 113]

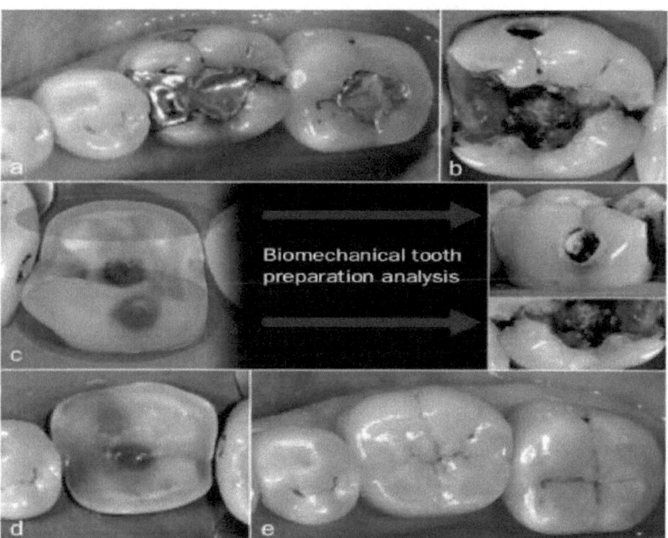

***FIGURA -IO** Retortagem de amálgama nos molares posteriores substituída por coroas parciais cerâmicas não retentivas*

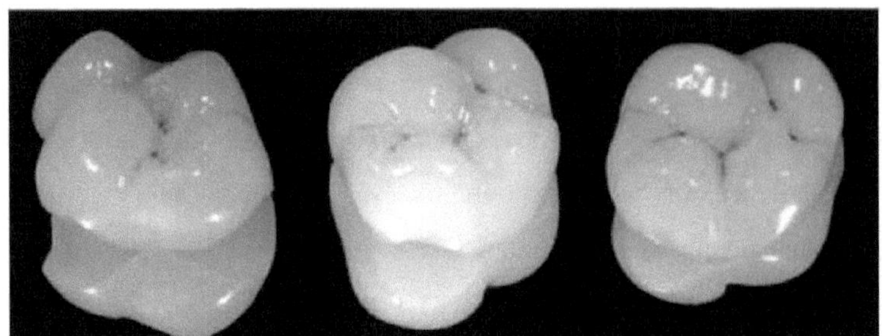

FIGURA-11 *Coroas parciais de cerâmica de vidro de dissilicato de lítio monolítico feitas em e-*
MAXpress (HT, Ivoclar vivadent)

Um ensaio prospetivo, aleatório e controlado durante 3 anos demonstrou que as coroas parciais LS2 podem servir como restaurações bem sucedidas para dentes posteriores tratados endodonticamente, não mostrando diferenças significativas entre pré-molares ou molares e com ou sem a utilização de pinos de fibra .[114]

A aplicação do LS2 em próteses dentárias fixas (PPFs) continua a ser objeto de debate. A literatura existente fornece dados heterogéneos e escassos, com taxas de sobrevivência e sucesso relatadas que exibem uma variabilidade significativa. Os resultados variam desde resultados clínicos relativamente fracos até uma capacidade de utilização a longo prazo aceitável, comparável às opções metalo-cerâmicas, tanto em localizações anteriores como posteriores.[115-119] De um ponto de vista estritamente clínico, considerando a relação custo/benefício relativamente aos requisitos estéticos e à resiliência estrutural, os autores afirmam que, para FDPs de 3 ou 4 unidades, a zircónia continua a ser o material de eleição em todas as suas várias formas.

4.7 AJUSTE MARGINAL E INTERNO

Vários estudos avaliaram a precisão das restaurações de dissilicato de lítio, examinando tanto os processos de fabrico convencionais como os digitais. De acordo com a literatura recente, não existe uma diferença significativa em termos de precisão marginal quando se comparam os procedimentos convencionais e totalmente digitais para a criação de coroas monolíticas de dissilicato de lítio[120-122] . Alguns autores observaram mesmo que as coroas de LS2 produzidas convencionalmente e prensadas a quente a partir de impressões de polivinilsiloxano apresentam um ajuste superior em comparação com as produzidas digitalmente através de CAD-CAM .[123]

Para além disso, a produção de fresagem centralizada foi identificada como produzindo uma melhor adaptação em comparação com os sistemas de consultório. No mesmo estudo, verificou-se que as coroas fabricadas convencionalmente demonstraram uma melhor adaptação oclusal interna em comparação com as coroas fabricadas digitalmente. No entanto, existem resultados contraditórios, com outros estudos a sugerirem que a adaptação marginal e interna das coroas LS2 é mais precisa quando se utilizam técnicas de moldagem digital. Independentemente do fluxo de trabalho utilizado, a adaptação foi consistentemente demonstrada como estando dentro do intervalo clinicamente aceitável.[124-127]

A formação de conclusões inequívocas sobre a exatidão da adaptação das restaurações de dissilicato de lítio continua a ser um desafio devido à multiplicidade de variáveis que influenciam o ajuste protético final. Estas variáveis incluem o sistema e a técnica de moldagem digital, o material escolhido e o procedimento de fabrico. Consequentemente, persiste uma quantidade considerável de debate neste domínio. Relativamente às técnicas de fabrico, foi referido que o dissilicato de lítio prensado a quente oferece uma adaptação interna e um desempenho mecânico superiores em comparação com os blocos pré-cristalizados CAD-CAM. No entanto, serão necessários mais dados para elucidar definitivamente estes aspectos, dada a evolução contínua e a qualidade crescente dos procedimentos e dispositivos de fresagem.

CAPÍTULO 5 : CERÂMICA DENTÁRIA À BASE DE ZIRCÓNIA

O ZrO2 (zircónia) é um material biocerâmico que foi investigado pela primeira vez pelo químico alemão Martin Heinrich Klaproth em 1789.[128] O primeiro trabalho de investigação sobre a utilização do ZrO2 como biomaterial foi publicado por Helmer e Driskel em 1969[129] . Nos últimos dez anos, a utilização de cerâmicas à base de ZrO2 como biomaterial para implantes e coroas dentárias em medicina dentária aumentou significativamente. O ZrO_2 apresenta propriedades mecânicas superiores, incluindo elevada resistência mecânica, biocompatibilidade, resistência ao desgaste muito elevada e fricção, em comparação com as outras formas de porcelana dentária. É normalmente utilizada em aplicações de restauração dentária, como coroas dentárias, próteses parciais fixas (FPD) e implantes dentários, devido à sua elevada resistência à carga.

5.1 FASES DO ZIRCÓNIO:

O zircónio sofre alterações cristalográficas dependentes da temperatura.

À pressão ambiente, a zircónia pura é monoclínica (m). Com o aumento da temperatura, transforma-se numa estrutura cristalina tetragonal (t) a ~ 1170° C, depois numa estrutura cristalina cúbica (c) e, finalmente, numa estrutura de fluorite a ~ 2370° C, com fusão a 2716° C. O material exibe uma transformação martensítica t ÷ m durante os processos de aquecimento e arrefecimento, ocorrendo uma transformação reversível a ~ 950° C após o arrefecimento.

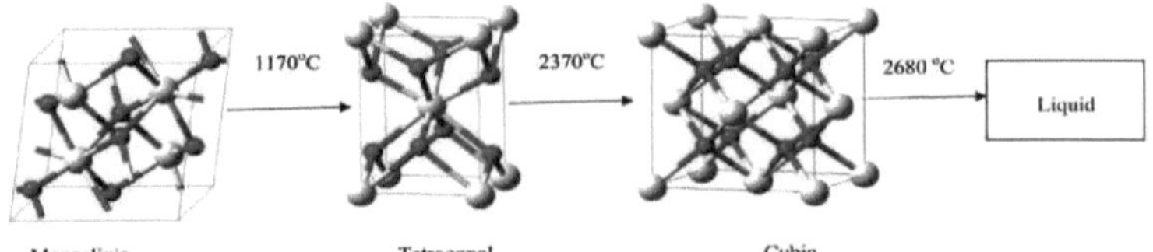

FIGURA-12 Mudança de fase cristalina com a variação de temperatura das três fases de ZrO2.

ESTABILIZAÇÃO DA FASE DE ALTA TEMPERATURA DO ZIRCÓNIO

Os óxidos estabilizadores, tais como CaO, MgO, Y2O3 ou CeO2, são utilizados com zircónio puro para reter a estrutura tetragonal à temperatura ambiente, controlando as transformações induzidas pelo stress. A dopagem de zircónio com vários óxidos é utilizada para baixar a estrutura cristalina (de tetragonal para monolítica) e as temperaturas de transformação da fase cúbica para tetragonal, estabilizando as fases de alta temperatura. O objetivo da estabilização é formar uma estrutura cristalina totalmente cúbica quando sinterizada na fase cúbica ou reter a fase tetragonal à temperatura ambiente, inibindo a transformação da fase tetragonal em monoclínica. Esta inibição pode ser conseguida através de uma combinação de pós finos, restrições de matriz e adições estabilizadoras de dopantes.

5.2 PROPRIEDADES DO ZIRCÓNIO

O ZrO2 tem

1. Estabilidade a altas temperaturas e um ponto de fusão de 2680° C.
2. Elevada dureza (1200-1350 HVN),
3. Coeficiente de dilatação térmica elevado (>10 × 10-6 K-l),
4. Baixa condutividade térmica (<1 W m-1 K-l), e

5. Elevada resistência ao choque térmico (ΔT = 400-500° C).

Property	Minimum value (S.I.)	Maximum value (S.I.)	Units (S.I.)	Minimum value (Imp.)	Maximum value (Imp.)	Units (Imp.)
Atomic volume (average)	0.02	0.021	$m^3\ kmol^{-1}$	1220.47	1281.5	$in^3\ kmol^{-1}$
Density	5	6.15	$Mg\ m^{-3}$	312.14	383.932	$lb\ ft^{-3}$
Energy content	200	300	$MJ\ kg^{-1}$	21667.7	32501.6	$kcal\ lb^{-1}$
Bulk modulus	72.3	212	GPa	10.4862	30.748	10^6 psi
Compressive strength	1200	5200	MPa	174.045	754.196	ksi
Elastic limit	115	711	MPa	16.6793	103.122	ksi
Endurance limit	107	640	MPa	15.519	92.8241	ksi
Fracture toughness	1	8	$MPa\ m^{1/2}$	0.910047	7.28037	$ksi\ in^{1/2}$
Hardness	5500	15 750	MPa	797.708	2284.35	ksi
Loss coefficient	0.0005	0.001		0.0005	0.001	Null
Modulus of rupture	177	1000	MPa	25.6717	145.038	ksi
Poisson's ratio	0.22	0.32		0.22	0.32	Null
Shear modulus	53.4	86.4	GPa	7.74501	12.5313	10^6 psi
Tensile strength	115	711	MPa	16.6793	103.122	ksi
Young's modulus	100	250	GPa	14.5038	36.2594	10^6 psi
Latent heat of fusion	700	820	$kJ\ kg^{-1}$	300.944	352.535	$BTU\ lb^{-1}$
Maximum service temperature	1248	2522	K	1786.73	4079.93	°F
Melting point	2823	2973	K	4621.73	4891.73	°F
Minimum service temperature	0	0	K	−459.67	−459.67	°F
Specific heat	420	540	$J\ kg^{-1}\ K^{-1}$	0.32502	0.417883	kJ/kg °K
Thermal conductivity	1.7	2.7	$W\ m^{-1}\ K^{-1}$	3.18246	5.05449	$W\ K^{-1}\ m^{-1}$
Thermal expansion	2.3	12.2	$10^{-6}\ K^{-1}$	4.14	21.96	$10^{-6}\ °F^{-1}$
Breakdown potential	4	6	$MV\ m^{-1}$	101.6	152.4	V per mil
Dielectric constant	10	23		10	23	Null
Resistivity	3.16×10^{13}	3.16×10^{18}	10^{-8} ohm m	3.16×10^{13}	3.16×10^{18}	10^{-8} ohm m

FIGURA 3 *Propriedades mecânicas, térmicas e eléctricas da zircónia*

5.3 TIPOS DE ZIRCÓNIO COM BASE NAS FASES UTILIZADAS EM MEDICINA DENTÁRIA

Apesar da disponibilidade de muitos tipos diferentes de zircónia, apenas três tipos de ZrO2 são utilizados até à data em medicina dentária.[130-131] Os primeiros destes tipos são cerâmicas de zircónia com pelo menos duas fases tetragonais de ZrO2 como fase menor dispersa e precipitada, respetivamente. A origem e os detalhes da estabilização da fase tetragonal diferem entre estas três microestruturas endurecidas. Estas fases são estáveis a altas temperaturas e, para serem utilizadas à temperatura ambiente, têm de ser congeladas de uma forma específica, enquanto outras exploram o mecanismo de endurecimento. As matérias-primas da zircónia são os minerais zircão (ZrSiO4) e deleyite má (β-ZrO2).
Os três materiais partilham o requisito de estabilização da fase tetragonal, enquanto o endurecimento envolve a transformação martensítica.

1. **Zircónia parcialmente estabilizada com magnésio (Mg-PSZ)**

Devido à sua elevada porosidade e grande tamanho de grão, o Mg-PSZ é considerado um compósito inadequado para utilização em medicina dentária, o que pode levar ao desgaste da superfície e à propagação de grandes fissuras. A temperatura de sinterização deste tipo de zircónia é também muito mais elevada (1680-1800° C) do que a de outros compósitos. Além disso, o Mg-PSZ tem uma estabilidade fraca, o que pode diminuir ligeiramente a energia para a transformação da fase tetragonal em monoclínica. A microestrutura do Mg-PSZ consiste numa matriz de zircónia cúbica parcialmente estabilizada por 8 a 10 por cento (por mol) de óxido de magnésio. Devido à dificuldade em obter sílica livre, precursores de Mg-PSZ (SiO2), os silicatos de magnésio podem formar um baixo teor de magnésia, favorecendo a transformação de fase tetragonal para monoclínica e resultando em propriedades mecânicas e estabilidade inferiores do material sintetizado. Foram fabricados blocos totalmente sinterizados com este material e requerem sistemas de maquinação rígidos e resistentes. Um sistema de cerâmica dentária chamado Denzir-M (Dentronic AB, Skelleftea, Suécia) é um exemplo de uma cerâmica Mg-PSZ totalmente sinterizada para coroas e pontes dentárias.[132] mostra as caraterísticas microestruturais das principais categorias de transformação da zircónia endurecida com diferentes morfologias de grãos e limites de grãos que estão completamente desenvolvidos e uniformemente distribuídos pela matriz.[133-136] Mais recentemente, os sistemas Mg-PSZ foram investigados com o objetivo de obter propriedades mecânicas favoráveis utilizando métodos de processamento de pós e tratamentos de envelhecimento pós-sinterização acima e abaixo da temperatura eutectoide em tratamentos de envelhecimento sub e pró-eutectoide. Rapidamente se percebeu que a cinética de envelhecimento dos materiais Mg-PSZ sinterizados e devidamente arrefecidos acima da temperatura eutectoide era demasiado rápida para controlar o crescimento do cristal precipitado tetragonal e, por conseguinte, permitia a produção de propriedades materiais adequadas a uma variedade de aplicações industriais.

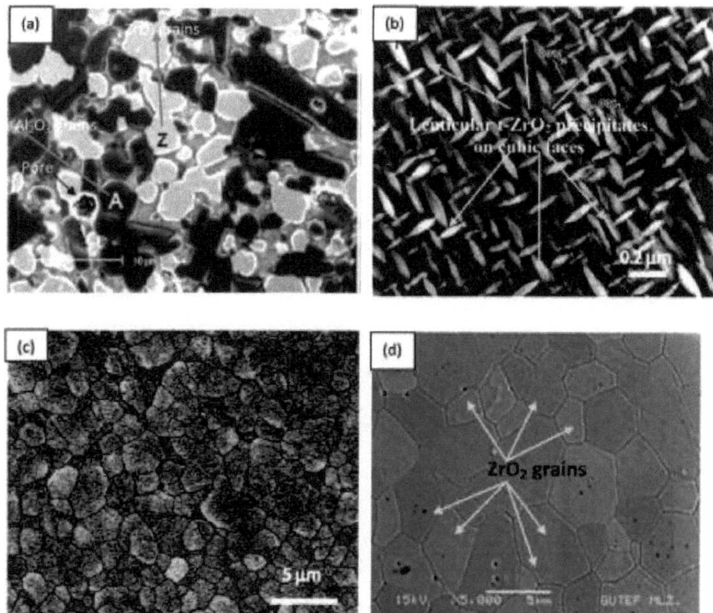

FIGURA -13 Caraterísticas microestruturais das principais categorias de zircónio endurecido por transformação:
(a) alumina endurecida com zircónio (ZTA),
(b) Zircónia parcialmente estabilizada com Mg (Mg-PSZ),
(c) zircónio tetragonal policristalino estabilizado com ítria (Y-TZP) e
(d)zircónio totalmente estabilizado (FSZ) com grãos grandes deZrO2

2 Alumina endurecida com zircónio (ZTA)

É referido que os nanocompósitos de Al2O3-ZrO2 apresentam uma elevada resistência à propagação de fissuras, o que pode melhorar o tempo de vida e a fiabilidade das próteses articulares cerâmicas. ^[137138] À temperatura ambiente, a estabilidade da fase tetragonal não envolveu inicialmente a utilização de dopagem, sendo antes controlada pelo tamanho do grão, pela morfologia e pelo tamanho das partículas (intra ou intergranulares). A possibilidade de sintetizar nanocompósitos de Al2O3-ZrO2 foi evidenciada através do refinamento do processamento de pós utilizando uma nova via de síntese coloidal. ^[139140] Estes novos compósitos podem exibir não só uma maior tenacidade mas, mais importante, um maior limiar para o fator de intensidade de tensão, abaixo do qual a propagação de fissuras não ocorre. Embora exista uma concentração relativamente baixa de zircónia, ou seja, 10% em volume, nestes compósitos, estes apresentam um valor de dureza semelhante em comparação com outros materiais como o AI2O3 e não são susceptíveis à instabilidade hidrotérmica observada em alguns casos de biocerâmicas de zircónia estabilizada. Na alumina endurecida com ZrO2, por exemplo, as partículas acima de um tamanho crítico transformar-se-ão na simetria monoclínica após arrefecimento até à temperatura ambiente. Uma vez que esta transformação de fase tetragonal para monoclínica é conhecida por ser martensítica, uma forma útil de descrever os efeitos do tamanho das partículas é examinar a sua influência no arranque martensítico

3 Policristal de zircónio tetragonal totalmente estabilizado com ítria (3Y-TZP)

A adição de aproximadamente 5,5% de óxido de ítrio em 1975 pelo físico Ron Garvie estabilizou a estrutura tetragonal, resultando numa cerâmica altamente durável que conduziu às suas propriedades mecânicas melhoradas.

Os materiais biocerâmicos à base de zircónia, em particular os policristais de zircónia ítria-tetragonal (Y-TZPs), têm sido cada vez mais utilizados em reabilitações protéticas, servindo como material de base para coroas unitárias, próteses parciais fixas (FPDs) convencionais e ligadas por resina em implantologia dentária. A combinação de Y-TZP com sistemas de desenho assistido por computador e fabrico assistido por computador (CAD/CAM) é uma abordagem inovadora, que agiliza o fabrico de próteses e elimina a variabilidade introduzida pelos procedimentos manuais.

A adição de aproximadamente 2 a 3 por cento de ítria, Y2O3 por mol como agente estabilizador em ZrO2 permite a sinterização de materiais cerâmicos de zircónia de grão fino totalmente tetragonal feitos de 100 por cento de pequenos grãos tetragonais metaestáveis, conhecidos como Y-TZP.[141] O TZP estabilizado com 3 mol por cento de zircónia 3Y-TZP tem sido utilizado para diferentes aplicações dentárias, uma vez que as propriedades mecânicas são semelhantes às dos metais, enquanto a cor se aproxima da dos dentes naturais. Até à data, os estudos sobre o potencial da biocerâmica de zircónia 3Y-TZP em aplicações dentárias continuam a aumentar. Por conseguinte, são necessárias mais informações e estudos mais pormenorizados para identificar as capacidades destes materiais como biocompatíveis. A 3Y-TZP tem propriedades mecânicas superiores às de outros materiais à base de ZrO2. Tal como os materiais policristalinos, o 3Y-TZP apresenta uma baixa porosidade e uma densidade muito elevada.[142] O tamanho do grão influencia significativamente as propriedades mecânicas da zircónia 3Y-TZP, enquanto que as temperaturas elevadas e os períodos de sinterização mais longos produzem tamanhos de grão maiores e, subsequentemente, diminuem as propriedades mecânicas devido aos tamanhos grandes dos poros.[143] Por conseguinte, temperaturas de sinterização mais elevadas conduzem a tamanhos de grão maiores. Consequentemente, o processo de sinterização torna-se o fator determinante e, por isso, o controlo do processo deve ser enfatizado. A biocerâmica 3Y-TZP é constituída por uma matriz de zircónia parcialmente estabilizada com 2 mol por cento de Y2O3. Os grãos finos de ZrO2 (normalmente <0,5 mm) com pequenas concentrações de estabilizadores Y2O3 podem conter até 98% da fase tetra gonal metaestável após a sinterização. A principal caraterística desta microestrutura é ser formada por grãos tetragonais de diâmetro uniforme da ordem dos nanómetros, por vezes combinados com uma pequena fração da fase cúbica. Como explicado anteriormente, a zircónia estabilizada com ítria (YSZ) é adequada para aplicações ópticas e em células de combustível de óxido sólido (SOFC) devido ao seu elevado índice de refração e condutividade eléctrica, baixo coeficiente de absorção e elevada opacidade nos espectros visível e infravermelho.

O tamanho de grão crítico para este material é da ordem de 1 µm, ou seja, se o tamanho exceder 1 µm, então o 3Y-TZP torna-se propenso ao endurecimento por transformação de fase devido à sua menor estabilidade. Enquanto isso, se o tamanho do grão for menor que 1 µm, esse fenômeno não ocorre. Além disso, a zircónia com um tamanho de grão inferior a 0,2 µm não sofre este endurecimento por transformação de fase e, assim, a sua resistência à fratura diminui.3Y-TZP foi aplicado pela primeira vez no campo médico da ortopedia, com um sucesso significativo devido às suas boas propriedades mecânicas e biocompatibilidade. As restaurações protéticas com 3Y-TZP são obtidas através da fresagem de blocos pré-sinterizados, seguida de outra sinterização subsequente efectuada a uma temperatura elevada, ou através da maquinação completa de blocos sinterizados. Os blocos são maquinados com a ajuda de sistemas CAD/CAM e, no caso de blocos pré-sinterizados, as restaurações protéticas são pré-formadas num tamanho 25 a 30 por cento superior ao desejado (dependendo das composições do lote) para compensar a sinterização ou a contração do produto final. A temperatura final de sinterização situa-se entre 1350 e 1550° C. Este processamento reduz o nível de tensão presente e impede a transformação da fase tetragonal em monoclínica, o que conduz a uma superfície final praticamente livre da fase monoclínica.

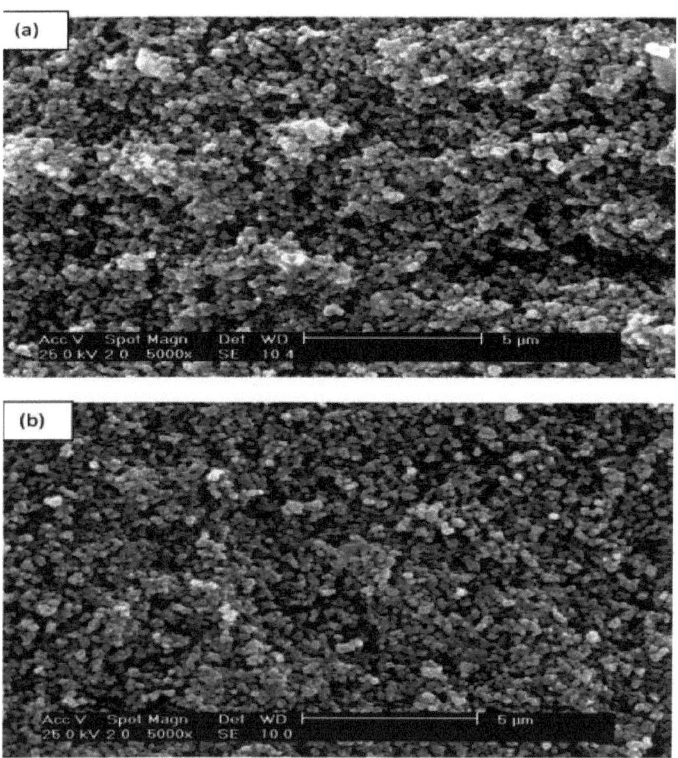

FIGURA-14 *(a e b) Micrografias de diferentes blocos cerâmicos de zircónia 3Y-TZP mostrando grãos finos de ZrO2 bem interligados com grãos de Y2O3.*

O Y-TZP apresenta propriedades físicas e mecânicas notáveis, incluindo elevada resistência à flexão, tenacidade à fratura, dureza, resistência à corrosão e resistência ao desgaste em várias condições. Também oferece translucidez, estabilidade de cor, radiografias de diagnóstico superiores e elevada biocompatibilidade. A rugosidade da superfície é aumentada utilizando abrasivos à base de alumina de grão variável para melhorar a ligação entre as estruturas de zircónia e a porcelana de revestimento. Apesar da utilização de CAD/CAM, os passos finais que envolvem uma forte ação mecânica nos componentes de zircónia continuam a ser executados por técnicos dentários.

5.4 VANTAGENS DA ZIRCÓNIA E DAS CERÂMICAS À BASE DE ZIRCÓNIA

A zircónia e as cerâmicas à base de zircónia oferecem várias vantagens, tornando-as adequadas para aplicações dentárias e biomédicas. Estes materiais são favorecidos pela sua resistência à corrosão e leveza. Nomeadamente, as cerâmicas à base de zircónia apresentam propriedades superiores, incluindo uma elevada biocompatibilidade em comparação com outras cerâmicas[144,145]. No final da década de 1960, os policristais de zircónia tetragonal (TZPs) foram utilizados no fabrico de próteses da anca e em restaurações dentárias.

A zircónia, devido à sua elevada resistência ao cisalhamento, muitas vezes referida como "aço cerâmico", tem propriedades mecânicas comparáveis às do aço inoxidável, com uma resistência à tração na ordem dos 900-1200 MPa e uma resistência à compressão efectiva de aproximadamente 2000 MPa, o que resultou no fabrico de coroas fortes e de material de implante dentário sem metal e com a cor dos dentes.[131] A investigação ao longo de décadas indica que as pontes de zircónia mantêm a sua resistência durante longos períodos, mesmo até 50 anos. Além disso, os estudos afirmam a excecional biocompatibilidade do zircónio, não causando reacções alérgicas durante a implantação.[146]

As vantagens adicionais do ZrO2 em relação a outras cerâmicas incluem a sua atração natural, tornando-o uma escolha preferida para implantes dentários em relação ao titânio ou a outras opções metálicas. Os implantes de zircónio demonstram benefícios higiénicos ao reterem menos placa bacteriana do que os equivalentes de titânio, promovendo gengivas mais saudáveis. Esteticamente, a cor branca e brilhante do zircónio, semelhante à dos dentes, melhora o aspeto natural das substituições dentárias, eliminando a possibilidade de uma linha gengival escurecida associada aos implantes metálicos. Além disso, o zircónio é o segundo material natural mais forte depois do diamante, garantindo uma resistência equivalente à dos implantes de titânio. Sendo biocompatível e inerte, o zircónio apresenta uma dureza e resistência notáveis contra o desgaste.

5.5 BIOCOMPATIBILIDADE DA ZIRCÓNIA

A procura de implantes cerâmicos biocompatíveis em restaurações dentárias aumentou devido às reacções alérgicas associadas a algumas ligas metálicas em restaurações metalo-cerâmicas.[147] As cerâmicas à base de zircónio são consideradas quimicamente inertes, não apresentando efeitos adversos ou reacções gerais nos tecidos. As suas superfícies altamente polidas, quando utilizadas em próteses cerâmicas, entram em contacto com o tecido gengival, ajudando a manter a arquitetura gengival. A suavidade da cerâmica evita a acumulação de placa bacteriana, criando uma superfície favorável para os tecidos gengivais. Embora os materiais à base de zircónia apresentem geralmente uma boa adesão celular e nenhuma reação sistémica adversa, as partículas libertadas durante a degradação da zircónia ou os processos de fabrico a baixas temperaturas podem induzir reacções inflamatórias localizadas.

Foram realizadas extensas avaliações da biocompatibilidade do ZrO2, particularmente do policristal de zircónia tetragonal totalmente estabilizado com ítria (3Y-TZP ou Y-TZP), através de estudos in vitro e in vivo. Foram utilizados pós de zircónio muito puros, sem conteúdo radioativo, no Y-TZP, assegurando uma elevada biocompatibilidade sem reacções adversas locais ou sistémicas.[148-152] A Y-TZP demonstrou uma menor acumulação de bactérias em comparação com o titânio, atribuída a diferentes propriedades de adsorção de proteínas .[153-156]

No caso de um compósito (Y,Nb)-TZP/Al2O3, a biocompatibilidade foi avaliada através de testes de citotoxicidade in vitro e de implantes subcutâneos in vivo. [157]Este compósito, com 20 mol por cento de Al2O3 como dopante, apresentou elevada resistência, tenacidade e nenhuma degradação hidrotérmica durante o envelhecimento em autoclave. Em estudos com animais, o compósito não apresentou citotoxicidade ou reacções adversas nos tecidos moles durante um período de implante de três meses em cobaias. As experiências de cultura de células indicaram uma adesão e proliferação celulares favoráveis, demonstrando uma boa cito-compatibilidade.

Além disso, as cerâmicas dentárias de zircónio e compósito, especialmente quando purificadas de conteúdos radioactivos, demonstraram uma elevada biocompatibilidade em estudos in vitro e in vivo.[158,159] Os compósitos de alumina-zircónia, investigados por Konduk et al., não mostraram efeitos adversos nos tecidos em estudos com animais[160] . Zeng et al. desenvolveram um biomaterial cerâmico gradiente que utiliza ZrO2 como substrato, ligado a um sistema de vidro Na2O-SiO2-B2O3-CaO, apresentando uma forte ligação ao osso num estudo de implantação óssea na perna de um canino. Os compósitos carbono-carbono, estudados in vivo, mostraram acumulação de plaquetas nas superfícies expostas, mas não afectaram a concentração de plaquetas no sangue.[161]

Os estudos comparativos iniciais realizados por Wagner e Christel envolveram a implantação de pinos de zircónio (Y-TZP) e de alumina em fémures de coelhos. Nas suas observações, não foi notada qualquer diferença discernível na reação do osso aos implantes. Foram efectuados estudos adicionais com várias formas de implantes de zircónia, incluindo formas de barra e cilindro, nos ossos de ratos, coelhos e ratinhos. Estas investigações revelaram que a inserção de zircónia estabilizada com ítria não induziu quaisquer efeitos tóxicos locais ou sistémicos. Coletivamente, estes resultados sublinharam a biocompatibilidade da zircónia, indicando que, independentemente da forma física ou estrutural específica testada, a zircónia prova ser um material biocompatível em tecidos duros.

5.6 APLICAÇÃO DENTÁRIA DE MATERIAL COMPÓSITO À BASE DE ZIRCÓNIA.

1. Implantes à base de zircónio

Os estudos realizados sobre implantes dentários de zircónia mostraram um contacto osso-implante semelhante ao dos implantes de titânio, indicando que os implantes de zircónia podem alcançar uma integração estável nos ossos. Numa demonstração histológica, foi colocado um implante de zircónia de duas peças no maxilar de um paciente e, após 6 meses, a remoção do implante revelou evidências histológicas de osteointegração[16] T As análises SEM mostraram uma excelente manutenção dos níveis de osso da crista, com o primeiro contacto osso-implante oclusal à junção do pilar do implante, demonstrando as caraterísticas favoráveis dos implantes de zircónia, tais como a elevada biocompatibilidade e a baixa adesão à placa.

Um estudo retrospetivo de Brüll et al. relatou uma taxa de sobrevivência cumulativa de 96,5% para 121 implantes de zircónia após um período de observação de 18 meses. Os resultados do exame clínico indicaram uma menor profundidade de bolsa à sondagem (PPD) e hemorragia à sondagem (BOP) à volta dos implantes em comparação com os dentes, e a avaliação radiográfica demonstrou níveis estáveis de osso marginal peri-implantar durante um seguimento de três anos (perda óssea média de 0,1 ± 0,6 mm).[163]

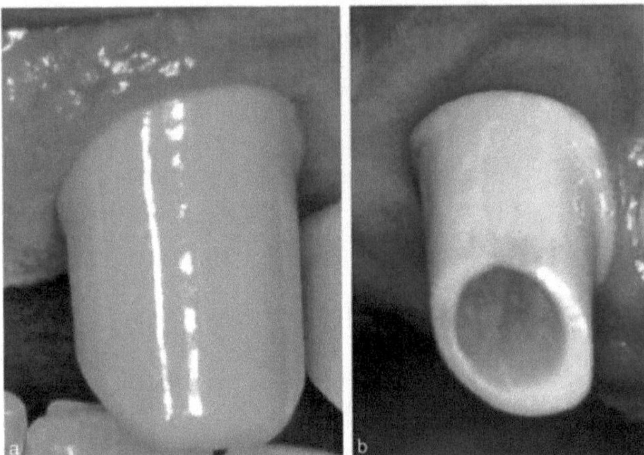

FIGURA 15 Vista clínica de três anos. (a) Coifas de zircónio, (b) pilar de implante de zircónio.

Os implantes de zircónia também foram combinados com uma base coronal de titânio para fins estéticos, com o objetivo de proporcionar a segurança do titânio juntamente com as caraterísticas estéticas da zircónia. As experiências in vitro demonstraram que os implantes de zircónia podem suportar eficazmente as tensões mastigatórias.

Estudos clínicos realizados durante três anos com restaurações de cerâmica de zircónia relataram resultados fiáveis e duradouros com apenas uma falha dentária devido a fratura radicular. A saúde periodontal à volta das restaurações à base de zircónia não mostrou quaisquer alterações nas caraterísticas biológicas, e a zircónia foi sugerida como um material adequado para pilares de implantes com baixo potencial de colonização bacteriana.

Num estudo clínico de três anos, os pacientes não relataram qualquer dor ou desconforto invulgar, e não se perderam implantes ou dentes naturais. Os pilares de zircónia e as facetas de cerâmica não apresentaram fracturas ou falhas. Um ensaio clínico controlado e aleatório que comparou pilares de zircónia e titânio suportados por implantes únicos apresentou taxas de sobrevivência semelhantes, resultados biológicos e acumulação de placa ao longo de três anos.[164]

Outro estudo clínico encontrou uma acumulação de placa e níveis ósseos comparáveis em pilares de ZrO2 e titânio após um seguimento de três anos, sugerindo a adequação dos pilares de zircónia em aplicações clínicas.

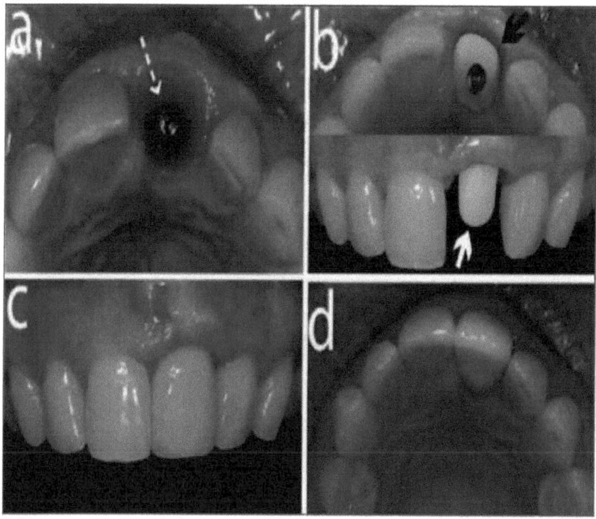

FIGURA 16 *Esta sequência de imagens clínicas mostra um implante de titânio (Straumann, Basileia, Suíça) colocado*
(a) na zona do incisivo central esquerdo (seta branca segmentada).
(b) ilustra a vista oclusal (seta sólida preta) e a vista frontal (seta sólida branca) de um pilar de zircónio (Cares Abutment, Straumann, Basel, Suíça) aparafusado no implante.
(c) e (d) são as vistas frontal e oclusal, respetivamente, da restauração final cimentada no pilar.
(d)

2. POSTES DENTÁRIOS À BASE DE ZIRCÓNIO

Durante mais de 250 anos, os médicos dentistas documentaram a utilização de pilares nas raízes dos dentes para a retenção de restaurações. Em 1728, Pierre Fauchard introduziu espigões metálicos e, em meados do século XVIII, a madeira substituiu os pilares metálicos. No entanto, os pilares de madeira provocavam frequentemente problemas como a absorção de fluidos e fracturas radiculares. A coroa de Richmond e os pilares e núcleos fundidos personalizados surgiram no final do século XIX e na década de 1930, respetivamente. Os postes metálicos pré-fabricados, incluindo os de cerâmica (ZrO2 branco) e os de resina reforçada com fibra, tornaram-se alternativas.

Os pilares à base de zircónia (ZrO2) ganharam popularidade devido à sua elevada resistência à flexão, biocompatibilidade e resistência à corrosão. Apesar dos desafios no corte e recuperação intra-orais, a força inerente do ZrO2 torna-o adequado para várias aplicações dentárias, incluindo postes[165] . A utilização de fases cristalinas tetragonais parcialmente estabilizadas com Y2O3 aumenta a sua resistência à flexão. Os pilares de zircónia, disponíveis em formas cilíndricas e cónicas, são preferidos com superfícies ligeiramente rugosas para retenção micromecânica.

Embora os pinos de ZrO2 ofereçam uma excelente opacidade radiográfica, a sua força relatada coloca desafios para a recuperação durante a reintervenção endodôntica. No entanto, o sucesso clínico a longo prazo é promissor para os pilares de zircónia cimentados adesivamente com construções diretas de compósito. [166] -A Metóxit AG tem sido bem sucedida na produção de pinos radiculares de zircónia desde 1991, utilizando o processo HIP para o endurecimento e têmpera do material, permitindo pequenos diâmetros, tolerâncias estreitas e elevada resistência à fratura.

Os avanços recentes incluem a patente de materiais compósitos multicamadas por Abu Kasim et al., incorporando pós de ZrO2, Al2O3, HAp e Ti para pilares dentários funcionalmente graduados[167] . A sua investigação demonstrou uma melhor distribuição de tensões em comparação com materiais homogéneos como o titânio e a zircónia. O pilar dentário funcionalmente graduado recentemente concebido, com um design multicamada de ZrO2-Ti-HAp, apresentou vantagens na distribuição de tensão e deformação na interface pós-dentina em relação aos pilares homogéneos.

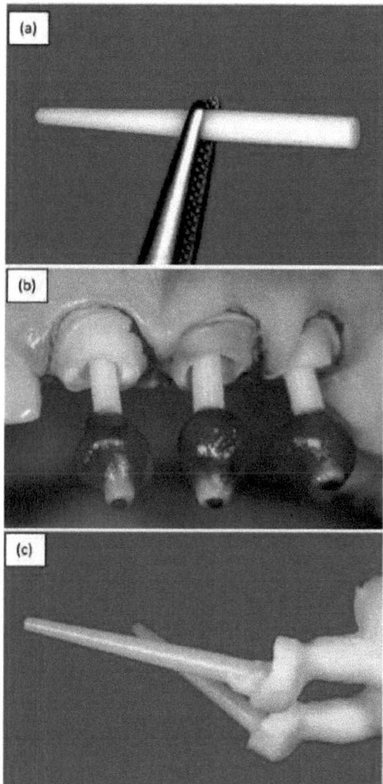

FIGURA 17 (a) Exemplo de um produto: pilar radicular feito de cerâmica de zircónio, (b) pilares radiculares feitos de cerâmica de zircónio nos canais radiculares para as

incrustações e (c) os pilares radiculares podem ser equipados com incrustações de cerâmica utilizando a técnica de prensagem.

3. Zircónia em Prótese Dentária Removível:

A zircónia (ZrO2) encontra aplicação na prótese removível, especificamente no fabrico de uma barra de zircónia sobre implantes e nas correspondentes próteses completas de zircónia. Uma técnica especializada envolve a utilização de uma unidade de fresagem de cópias, uma máquina operada manualmente capaz de fabricar estruturas e próteses completamente removíveis.[168sl69] Esta inovação representa um avanço significativo no campo da prótese removível.

As próteses parciais removíveis destinam-se a pacientes que perderam alguns dentes numa arcada específica. Em contraste, as próteses parciais fixas, também conhecidas como próteses de coroa e ponte, envolvem coroas colocadas nos dentes restantes para servirem de pilares e próteses feitas de materiais que reproduzem a aparência dos dentes em falta. Embora as pontes fixas ofereçam maior estabilidade, são comparativamente mais caras. A prótese removível torna-se a escolha preferida quando as opções fixas não são viáveis ou adequadas para a condição específica de um paciente

4. COROAS E PONTES EM ZIRCÓNIO

As coroas dentárias, que cobrem e circundam os dentes, são cruciais para reconstruir a forma, o tamanho e a durabilidade dos dentes. As coroas à base de zircónio, que substituem as coroas tradicionais de metal e porcelana, oferecem uma translucidez natural, tornando-as ideais para imitar os dentes naturais, especialmente nas regiões anteriores onde a base metálica não é visível à luz.

Com propriedades mecânicas superiores comparáveis às dos materiais à base de metal, a zircónia (ZrO2) permite a preparação de coroas e pontes totalmente em cerâmica, ganhando popularidade na medicina dentária.

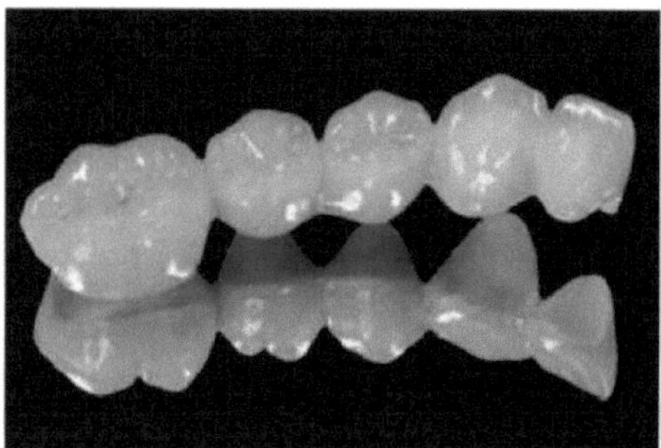

***FIGURA** 18 Coroa de zircónio para aplicações dentárias.*

Um estudo que comparou 50 coroas de ZrO2 com diferentes cerâmicas de revestimento não encontrou qualquer diferença estatisticamente significativa na resistência à fratura entre os dois tipos de cerâmica de revestimento. As coroas de zircónio oferecem durabilidade e apelo estético, tornando-as adequadas para várias aplicações, incluindo dentes anteriores.[170]

No entanto, os estudos clínicos demonstraram uma taxa de fratura mais elevada para as restaurações de ZrO2 revestidas a porcelana, em comparação com as restaurações metalo-cerâmicas convencionais, ao longo de um período de 3-5 anos.[171] Foram registadas taxas de fratura de 6-15%, sugerindo potenciais problemas relacionados com a falha de ligação entre a porcelana revestida e a estrutura de ZrO2. As causas destas fracturas permanecem pouco claras, mas a interface ZrO2-porcelana pode desempenhar um papel na fissuração e na lascagem. De acordo com Heintze e Rousson,[172] a lascagem da porcelana revestida pode ser classificada de acordo com a gravidade e o tratamento necessário para a reparação da seguinte forma:

- pequenas lascas superficiais (grau 1),
- lascagem moderada da superfície (Grau 2)
- lascagem grave da cerâmica de revestimento com exposição ao núcleo de ZrO2 (Grau 3).

As opções de tratamento vão desde o polimento para o Grau 1 até à substituição da prótese danificada para o Grau 3.

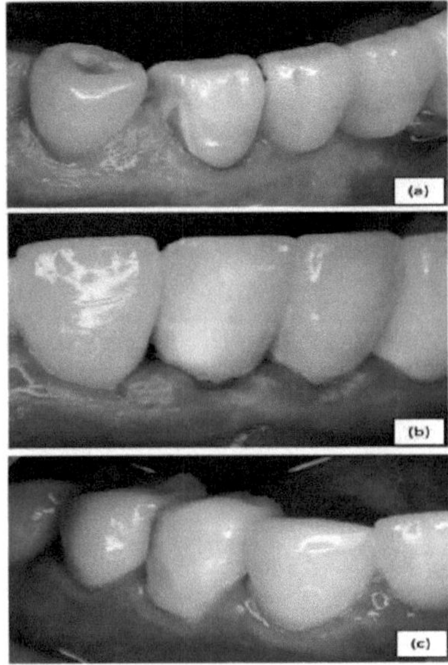

FIGURA 19 *Diferentes graus das coroas: (a) lascagem da faceta cerâmica na restauração ceramo-metálica, (b) lascagem de grau 1 de uma coroa de cobertura total de zircónia (dente 41) e (c) grau 2 de uma coroa de cobertura total de zircónia (dente 44).*

Os estudos clínicos sobre pilares de ZrO2 mostram taxas de sobrevivência variadas. Por exemplo, um estudo sobre 58 pontes de zircónia fabricadas clinicamente apresentou uma taxa de sobrevivência de 84% ao longo de 3,5 anos, com pequenas lascas de porcelana registadas em 11% das pontes.[173] Outro estudo sobre 65 pontes de zircónia observadas ao longo de três anos relatou uma taxa de sobrevivência cumulativa de 86%, com pequenas lascas em 6% das pontes. [174]Os limitados ensaios clínicos a longo prazo e a maioria dos relatos de casos enfatizam a necessidade de mais investigação sobre o desempenho das restaurações dentárias, coroas, pontes e pilares à base de zircónia.

Tensão residual induzida termicamente em coroas de facetas de zircónia:

As tensões residuais dentro das coroas de facetas de zircónia (ZrO2) têm sido associadas a uma elevada incidência de lascagem das facetas em ensaios clínicos.[175] Belli et al. propuseram que a incompatibilidade térmica entre a infraestrutura de ZrO2 e a porcelana de faceta, juntamente com a taxa de arrefecimento durante o fabrico da coroa, contribui para a tensão residual. Foram utilizadas duas porcelanas com diferentes coeficientes de expansão térmica para revestir as coroas de ZrO2, criando assim desfasamentos térmicos altos ou baixos[176] . Lohbauer et al. descobriram que as fracturas em próteses dentárias de ZrO2 revestidas podem ter origem em falhas térmicas internas induzidas pela técnica de estratificação. A sinterização incremental do revestimento pode constituir um risco, sendo sugeridas técnicas de fabrico alternativas para reduzir estas tensões térmicas.[176]

Uma terceira variável, o tratamento de superfície, foi introduzida por jato de areia ou deixando os copings sinterizados antes do revestimento. Foi observado um aumento das tensões para um elevado coeficiente de expansão térmica (CTE), especialmente com taxas de arrefecimento rápidas. Os testes de fadiga foram mais sensíveis na deteção de variações nos estados de tensão térmica dentro dos folheados. Os protocolos de arrefecimento lento podem minimizar as tensões resultantes de grandes desajustes térmicos. As evidências sugerem que o jato de areia na superfície de ZrO2 antes do revestimento pode melhorar a qualidade da interface através do aumento da rugosidade. No entanto, é necessária mais investigação para estabelecer provas mais sólidas da eficácia dos diferentes tratamentos de superfície.

5.7 TRATAMENTOS DE SUPERFÍCIE DE ZIRCÓNIO:

Apesar da elevada resistência mecânica, as cerâmicas à base de zircónia exibem uma fraca resistência de ligação após os procedimentos de cimentação convencionais, necessitando de vários métodos de tratamento de superfície[177] - Foram propostos diferentes métodos para promover uma adesão adequada entre o cimento de resina e o ZrO2. Estes métodos incluem a utilização de um monómero modificado com fosfato (MDP) no cimento resinoso,[178-181] airabrasão laboratorial ou em cadeira com partículas de alumínio revestidas com Si de 110 e 30 µm, a utilização de primários acopladores de zirconato, a utilização de dispositivos de tratamento por chama de tetraetoxissilano, a utilização de silanos organofuncionais,[182,183] irradiação laser, o método de deposição em fase de vapor de Si e o procedimento de condicionamento por infiltração selectiva.

São comuns as ligações micromecânicas que utilizam o condicionamento com ácido fluorídrico (HF) e jato de areia de partículas ou ligações químicas com agentes de acoplamento de silano. O ataque com HF, eficaz para vitrocerâmicas, não afecta significativamente o ZrO2 devido à ausência de uma matriz vítrea, resultando em valores baixos de resistência de ligação.[184,185]

A combinação de primários e métodos de abrasão a ar tende a melhorar a resistência da ligação, especialmente a longo prazo. Foram estudados diferentes tipos de silanos e organossilanos, com eficácia variada. As ligações de siloxano podem ser sensíveis à degradação hidrolítica, afectando a estabilidade da interface adesiva. Os tratamentos de superfície, como a abrasão a ar com AI2O3 e a silanização ou o condicionamento ácido com HF, mostraram resultados promissores em termos de resistência de união, mas requerem mais investigação.

Estudos exploraram os efeitos da retificação dentária e do jato de areia na cerâmica Y-TZP, revelando danos na superfície e deformação plástica parcial. Estes tratamentos impediram a transformação controlada por difusão durante o envelhecimento subsequente. O jato de areia com partículas de AI2O3 revestidas a sílica melhorou os limites de fadiga e as probabilidades de sobrevivência dos materiais Y-TZP, recomendando-o como um passo clínico final antes da cimentação.

CAD/CAM E RESTAURAÇÃO DE ZIRCÓNIA:

Aplicações dos sistemas CAD/CAM dentários

Atualmente, o fabrico de coroas e próteses parciais fixas (FPDs) começa frequentemente com a produção de um modelo em gesso, à semelhança dos métodos tradicionais. Este passo inicial assegura a precisão da digitalização no processo CAD/CAM. Uma vez digitalizado o modelo em pedra, as restaurações podem ser desenhadas num monitor de computador e depois fabricadas utilizando várias máquinas de processamento. Os técnicos de laboratório dentário podem utilizar eficazmente este sistema CAD/CAM como uma ferramenta valiosa no seu trabalho. Este fluxo de trabalho é normalmente seguido pelos sistemas CAD/CAM dentários comerciais contemporâneos concebidos para restaurações de coroas e FPD.

Alguns sistemas seguem um processo em que é efectuado um enceramento, semelhante aos métodos convencionais. Posteriormente, os padrões de cera são digitalizados e o resto do processo é efectuado automaticamente. Nomeadamente, os sistemas CAD/CAM em rede, originalmente baseados no sistema Procera®, ganharam atenção. Estes sistemas, particularmente adequados para o fabrico de estruturas cerâmicas de alta resistência, separam as funções de digitalização de um modelo de gesso e de processamento CAD/CAM. Nesta configuração, as estruturas produzidas numa instalação central são enviadas para gabinetes satélite, onde as restaurações são completadas por camadas de porcelana. Isto representa uma aplicação especializada da tecnologia CAD/CAM dentro de um processo abrangente, mostrando potencial para o fabrico de estruturas de ZrO2.

Inicialmente aplicados para produzir estruturas utilizando AI2O3 policristalino de sinterização densa industrial, estes sistemas CAD/CAM em rede foram pioneiros na tecnologia dentária. Estes sistemas de produção em rede foram introduzidos globalmente por várias empresas. As estruturas de zircónio tornaram-se uma aplicação predominante desta abordagem no mercado mundial. Além disso, foi introduzido um novo processo CAD/CAM para facetas digitais, permitindo o fabrico da parte de facetas das FPDs totalmente em cerâmica de zircónia a partir de um bloco de materiais vítreos. Isto representa um passo inovador nos sistemas de fabrico de facetas digitais.

Disponibilidade de materiais à base de zircónia para CAD/CAM:

Embora o CAD/CAM esteja frequentemente associado à zircónia, é importante notar que os sistemas são concebidos para maquinar vários materiais cerâmicos. Isto inclui cerâmica de vidro, materiais interpenetrantes (cerâmica de infiltração) e cerâmica monofásica sinterizada sólida como a zircónia. A escolha do material depende dos requisitos funcionais e estéticos, bem como do facto de a restauração CAD/CAM estar a ser fabricada no consultório ou num laboratório.

Para restaurações CAD/CAM em consultório, a preferência é por um material estético e forte que exija o mínimo de ajustes pós-fresagem para poupar tempo em consultório. Atualmente, a maioria dos sistemas CAD/CAM disponíveis comercialmente em todo o mundo utilizam materiais à base de zircónia, especificamente policristais de zircónia tetragonal estabilizada com ítria (Y-TZP), para fabricar estruturas de próteses parciais fixas (FPDs). Existem dois tipos principais de blocos de zircónio disponíveis para aplicações CAD/CAM distintas:

1. **Blocos densos totalmente sinterizados:** São utilizados para maquinação direta com sistemas CAD/CAM dentários equipados com máquinas de retificação que oferecem maior rigidez. Esta abordagem proporciona um ajuste superior, uma vez que não envolve qualquer contração durante o processo. No entanto, tem a desvantagem de uma maquinabilidade inferior, o que leva ao desgaste da ferramenta. Além disso, o procedimento de fresagem pode induzir a formação de microfissuras, afectando potencialmente a durabilidade mecânica.

2. **Blocos parcialmente sinterizados:** Estes blocos são utilizados para o fabrico CAD/CAM, seguido de pós-sinterização para obter o produto final com resistência suficiente. Embora este método permita uma melhor maquinabilidade, pode envolver retração durante o processo de pós-sinterização. Apesar da contração, a vantagem reside na melhoria da maquinabilidade, potencialmente ultrapassando as preocupações relacionadas com o efeito de contração.

Em resumo, a escolha entre blocos totalmente sinterizados e parcialmente sinterizados envolve um compromisso entre a precisão do ajuste e a maquinabilidade, e a seleção depende dos requisitos específicos do processo de restauro.

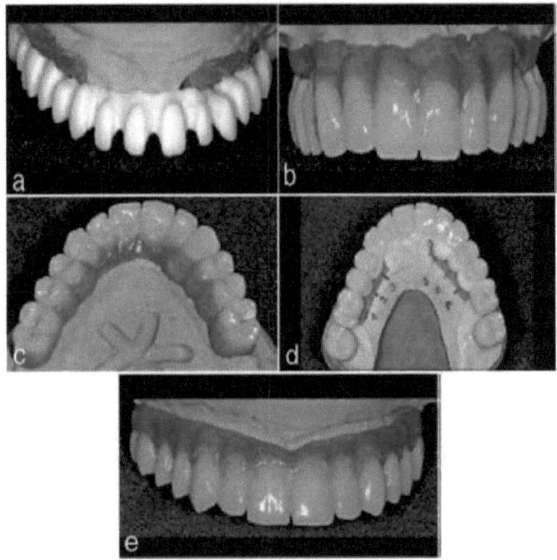

***FIGURA** 20 (a) Supraconstrução de zircónia fabricada por CADZCAM.*
(b e c) Supraconstrução finishedZveneered para o paciente PERIO.
(d e e) Supraconstrução terminada em Zveneered para o paciente IMPL.

CONCLUSÃO

Atualmente, as cerâmicas à base de silicato e zircónia destacam-se como materiais sem metal altamente versáteis no domínio da prótese digital. Examinámos as perspectivas históricas, actuais e futuras do dissilicato de lítio e dos materiais cerâmicos à base de zircónia, centrando-nos nas suas potenciais aplicações em restaurações dentárias, CAD/CAM dentário e implantes específicos. O dissilicato de lítio, conhecido pelas suas excelentes propriedades físicas e biocompatibilidade superior, está a ser explorado como uma estrutura alternativa para cobertura total em coroas de cerâmica pura e próteses parciais fixas.

As propriedades das superfícies de ZrO2, tais como a baixa adesão da placa bacteriana aos implantes dentários de zircónia e a ausência de micro espaços entre as restaurações de fixações e de pilares, sugerem uma alternativa protética promissora às restaurações à base de metal. A aplicação da tecnologia CAD/CAM na medicina dentária, impulsionada por melhorias na tecnologia e pelas propriedades físicas excepcionais do dissilicato de lítio e da zircónia, solidificou a sua posição na medicina dentária clínica. Os métodos CAD/CAM proporcionam uma qualidade consistente, uma adaptação marginal superior e respondem às necessidades estéticas. À medida que surgem novas tendências e aplicações para estes materiais, o futuro destes biomateriais parece prometedor.

REFERÊNCIAS

1. Zarone F, Di Mauro MI, Ausiello P, Ruggiero G, Sorrentino R. Estado atual do dissilicato de lítio e da zircónia: uma revisão narrativa. BMC Oral Health. 2019 Jul 4;19(1):134. doi: 10.1186/s12903-019-0838-x. PMID: 31272441; PMCID: PMC6610968.

2. Helvey, Gregg. (2013). Classificação das cerâmicas dentárias. Dentro da Odontologia. abril de 2013.

3. Kelly JR, Nishimura I, Campbell SD. Cerâmica em medicina dentária: raízes históricas e perspectivas actuais. J Prosthet Dent. 1996 Jan;75(1):18-32. doi: 10.1016/s0022-3913(96)90413-8. PMID: 9005250.

3. Taylor JA. *History of Dentistry: A Practical Treatise for the Use of Dental Students and Practitioners.* Nova Iorque, NY: Lea and Febiger; 1922:142-156.

4. Ring ME. Dentistry, an Hlistrated history. Nova Iorque HN Abrams, 1985:160181,193-211.

5. Kingery WD, Vaudiver PB. Obras-primas de cerâmica. Arte, estrutura, tecnologia. Nova IorqueTheFreePress, 1986:7-36.

6. Jones DW. Desenvolvimento de cerâmicas dentárias. Dent ClinNorth Am 1985;29:621-44.

7.Shen C Rawls HR Esquivel-Upshaw Joséphine F Skinner EW Phillips RW Anusavice KJ. *Phillips' Science of Dental Materials.* 13ª ed., St. St. Louis Missouri: Elsevier; 2022.

8.. McLean JW, Hughes TH. O reforço da porcelana dentária com óxidos cerâmicos. Br Dent J 1965;119:251-4.

9.. McLean JW. A coroa de jaqueta de porcelana reforçada com alumina. J Am Dent Assoc 1967;75:621-8.

10. Guazzato M, Albakry M, Ringer SP, Swain MV. Resistência, tenacidade à fratura e microestrutura de uma seleção de materiais totalmente cerâmicos. Parte I. Cerâmica prensável e cerâmica infiltrada com vidro de alumina. Dent Mater 2004;20:441e8.

11. Kelly JR, Benetti P. Materiais cerâmicos em medicina dentária: evolução histórica e prática atual. Aust Dent J 2011;56:84e96.

12. Alqahtani N. Propriedades ópticas da cerâmica de vidro de dissilicato de lítio em diferentes temperaturas e espessuras de cozedura. Departamento de Prótese Dentária.

Mestrado em ciências da odontologia. Indianápolis, IN: Faculdade de Odontologia da Universidade de Indiana; 2016.

13. Vivadent Ivoclar. Documentação Científica IPS e.max CADUiechtenstein. 2011.

14. Li RW, Chow TW, Matinlinna JP. Biomateriais dentários cerâmicos e tecnologia CAD/CAM: estado da arte. J Prosthodont Res2014;58:208el6.

CLASSIFICAÇÃO

15. Melaren EA, Cao PT. Cerâmica em odontologia - parte I: classes de materiais. *Inside Dentistry.* 2009;5(9): 94-105.

16. Taylor JA. *History of Dentistry: A Practical Treatise for the Use of Dental Students and Practitioners.* Nova Iorque, NY: Lea and Febiger; 1922:142-156.

17. Kelly JR. Cerâmica dentária: afinal o que é isto? *JAm DentAssoc.* 2008;139(suppl):S4-S7.

18. Denry I, Holloway JA. Cerâmica para aplicações dentárias: uma revisão. *Materials.* 2010;3(l):351-368.

19. Powers JM, Sakaguichi RL. *Materiais dentários de restauração de Craig.* 12ª ed., St. St. Louis, MO: Mosby Elsevier; 2006:454.

20. Luthardt RG, Sandkuhl O, Herold V, Walter MH. Precisão da digitalização mecânica com um sistema CAD/CAM para restaurações fixas. *Int JProsthodont.* 2001;14(2):146-151.

21. BeuerF, Schweiger J, EdelhoffD. Medicina dentária digital: uma visão geral dos desenvolvimentos recentes para restaurações geradas por CAD/CAM. *Br Dent J.* 2008;204(9):505-511.

22. SilvaNR, Witek L, Coelho PG, et al. Processo CAD/ CAM aditivo para próteses dentárias. *JProsthodont.* 2011;20(2):93-96.

23. Ohyama T, Yoshinari M, Oda Y. Efeitos da carga cíclica na resistência de materiais de cerâmica pura. *Int JProsthodont.* 1999;12(l):28-37.

24. Dong JK, Luthy H, Wohlwend A, Scharer P. Cerâmica prensada a quente: tecnologia e resistência. *Int JProsthodont.* 1992;5(1):9-16.

25. McLean JW. Evolução da cerâmica dentária no século XX. *JProsthet Dent.* 2001;85(l):61-66.

26. Sherrill CA, O'Brien WJ. Resistência transversal da porcelana aluminosa e feldspática. *J Dent Res.* 1974;53:683-690.

27. Shenoy A, Shenoy N. Cerâmica dentária: uma atualização. *J Conserv Dent.* 2010;13(4):195-203.

28. Piconi C, Maccauro G. A zircónia como biomaterial cerâmico. *Biomaterials.* 1999;20(l):l-25.

29. Hauptmann H, Suttor D, Frank S, Hoescheler H. Material properties of allceramic zirconia prosthesis [abstract], *JDentRes.* 2000;79(suppl l):S507.

30. Roundtree P, Nothdurft F, Pospiech P. Investigações in-vitro sobre a resistência à fratura de pontes totalmente em cerâmica de ZrO2-cerâmica [resumo], *JDent Res.* 2001;80:57.

31. Leinfelder KL. Estética da porcelana para o século XXI. *JAm DentAssoc.* 2000;131(suppl 1):S47-S51.

32. Brodbelt RH, O'Brien WJ, Fan PL, et al. Translucidez do esmalte dentário humano. *J DentRes.* 1981; 60(10):1749-1753.

33. Seghi RR, Jo hn st on WM, O'Brien WJ. Análise espectrofotométrica das diferenças de cor entre sistemas de porcelana. *JProsthet Dent.* 1986;56 :35-40.

34. Brodbelt RH, O'Brien WJ, Fan PL. Translucidez das porcelanas dentárias. *JDentRes.* 1980;59(l):70-75.

35. Chu F, Chow TW, Chai J. Rácios de contraste e capacidade de mascaramento de três tipos de facetas de cerâmica. *JProsthet Dent.* 2007;98(5):359-364.

36. Ozturk O, Uludag B, Usumez A, et al. O efeito da espessura da cerâmica e do número de cozeduras na cor de dois sistemas totalmente em cerâmica. *JProsthet Dent.* 2008;100(2):99106.

37. Barath VS, Faber FJ, Westland S, Niedermeier W. Análise espectrofotométrica de materiais totalmente cerâmicos e a sua interação com agentes de cimentação e diferentes fundos. *Adv Dent Res.* 2003;17:55-60.

38. Yu B, Lee YK. Diferença de cor de materiais totalmente cerâmicos pela mudança de iluminantes. *Am JDent.* 2009;22(2):73-78.

39. Piwowarczyk A, Ottl P, Lauer HC, Kuretzky T. Um relatório clínico e uma visão geral dos estudos científicos e procedimentos clínicos efectuados com o sistema 3M ESPE Lava All-Ceramic. *JProsthodont.* 2005;14(l):39-45.

40. Papanagiotou HP, Morgaño SM, Giordano RA, Pober R. Avaliação in vitro dos efeitos do envelhecimento a baixa temperatura e dos procedimentos de acabamento na

resistência à flexão
resistência e estabilidade estrutural da cerâmica dentária Y-TZP. *JProsthet Dent.* 2006;96(3):383-388.

41 Kou W, Molin M, Sjogren G. Rugosidade da superfície de cinco materiais diferentes de núcleos de cerâmica dentária após retificação e polimento. *J Oral Rehab.* 2006;33 (2):117-124.

42. Heintze SD, Cavalleri A, Forjanic M, et al. Desgaste de cerâmica e antagonista - uma avaliação sistemática dos factores de influência in vitro. *Dent Mater.* 2008;24 (4):433-449.

43. Denry I, Holloway JA. Cerâmica para aplicações dentárias: uma revisão. Materials. 2010;3:351-68.

44. Zarone F, Ferrari M, Mangano FG, Leone R, Sorrentino R. "Digitally oriented materials": focus on lithium disilicate ceramics. Int J Dent. 2016;2016:9840594

45. Albakry M, Guazzato M, Swain MV. Influência da prensagem a quente na microestrutura e na resistência à fratura de duas cerâmicas de vidro dentárias prensáveis. J Biomed Mater Res B Appl Biomater. 2004;71(l):99-107.

46. Albakry M, Guazzato M, Swain MV. Influência da prensagem a quente na microestrutura e na resistência à fratura de duas cerâmicas de vidro dentárias prensáveis. J Biomed Mater Res B Appl Biomater. 2004;71(l):99-107.

47. Fischer K, Bdhler-Zemp P, Volkel T. Documentação Científica IPS e.max CAD. Schaan, Liechtenstein: Ivoclar Vivadent; 2005. p. 1-30

48. Vivadent I. IPS e. max lithium disilicate: o futuro da medicina dentária totalmente cerâmica - ciência dos materiais, aplicações práticas, chaves para o sucesso. Amherst, NY: Ivoclar Vivadent; 2009. p. Iel5.

49. Furtado de Mendonça A, Shahmoradi M, Gouvêa CVD, De Souza GM, Ellakwa A. Caracterização microestrutural e mecânica de materiais CAD/ CAM para restaurações dentárias monolíticas. J Prosthodont. 2019;
28(2):e587-94.

50. Guess PC, Zavanelli RA, Silva NR, Bonfante EA, Coelho PG, Thompson VP. Coroas monolíticas CAD/CAM de dissilicato de lítio versus coroas revestidas de Y-TZP: comparação dos modos de falha e fiabilidade após fadiga. Int J Prosthodont.

2 010;23(5):434-42.
51.. Zhao K, Wei YR, Pan Y, Zhang XP, Swain MV, Guess PC. Influência do revestimento e da carga cíclica no comportamento de falha de coroas molares em cerâmica de vidro de dissilicato de lítio. DentMater. 2014;30(2):164-71.
52. SilvaNR, Thompson VP, Valverde GB, Coelho PG, Powers JM, Farah JW, Esquivel-Upshaw J. Análise comparativa da fiabilidade das restaurações de óxido de zircónio e dissilicato de lítio in vitro e in vivo. J Am Dent Assoc. 2011; 142(Suppl 2):4S-9S.
53. Schultheis S, Strub JR, Gerds TA, Guess PC. Próteses dentárias fixas de dissilicato de lítio CAD/ CAM monolíticas e bicamada versus próteses dentárias fixas metalo-cerâmicas: comparação de cargas de fratura e modos de falha após fadiga. Clin Oral Investig. 2013;17(5):1407-13.
54. Kim JH, Lee SJ, Park JS, Ryu JJ. Carga de fratura de coroas monolíticas de cerâmica de dissilicato de lítio CAD/CAM e coroas de zircónia revestidas como restauração posterior de implantes. Implant Dent. 2013;22(l):66-70.
55. Monaco C, Rosentritt M, Llukacej A, Baldissara P, Scotti R. Adaptação marginal, largura da fenda e resistência à fratura de dentes restaurados com diferentes sistemas de coroas de cerâmica pura vs. metalocerâmica: um estudo in vitro. Eur J Prosthodont Restor Dent.
2 016;24(3):130-7
56.. Hamza TA, SherifRM. Resistência à fratura de restaurações monolíticas de cerâmica de vidro versus restaurações à base de zircónia com duas camadas. JProsthodont. 2019;28(l):e259-64.
57. Kashkari A, Yilmaz B, Brantley WA, Schricker SR, Johnston WM. Análise de fratura de coroas CAD-CAM monolíticas. J Esthet Restor Dent. 2019. https:// doi.org/10.llll/jerd.12462.
58. Lee A, Swain M, He L, Lyons K. Comportamento de desgaste do esmalte humano contra cerâmica de vidro de dissilicato de lítio e ouro tipo III. J Prosthet Dent. 2014;112:1399-405.
59. Kim MJ, Oh SH, Kim JH, Ju SW, Seo DG, Jun SH, Ahn JS, Ryu JJ. Avaliação do desgaste do esmalte humano face a diferentes cerâmicas dentárias Y-TZP e outras porcelanas. JDent. 2012;40(ll):979-88.

60. Amer R, Kürklü D, Kateeb E, Seghi RR. Potencial de desgaste de três corpos da cerâmica dentária de zircónia estabilizada com ítrio após tratamentos de trituração, polimento e vitrificação. JProsthetDent. 2014;112(5):1151-5.
61. Zurek AD, Alfaro MF, Wee AG, Yuan JC, Barao VA, Mathew MT, Sukotjo C. Caraterísticas de desgaste e perda de volume de materiais cerâmicos CAD/CAM. J Prosthodont. 2019;28(2):e510-8.
62. Preis V, Weiser F, Handel G, Rosentritt M. Desempenho de desgaste de cerâmicas dentárias monolíticas com diferentes tratamentos de superfície. Quintessence Int. 2013;44: 393-405.
63. Mormann WH, Stawarczyk B, Ender A, Sener B, Attin T, Mehl A. Caraterísticas de desgaste dos actuais materiais de restauração dentária estética CAD/CAM: desgaste de dois corpos, retenção de brilho, rugosidade e dureza martens. J Mech Behav Biomed Mater. 2013;20:113-25.
64. Peng Z, Izzat Abdul Rahman M, Zhang Y, Yin L. Wear behavior of pressable lithium disilicate glass ceramic (comportamento de desgaste da cerâmica de vidro de dissilicato de lítio prensável). J Biomed Mater Res B Appl Biomater. 2016; 104(5):968-78.
65. Song XF, Ren HT, Yin L. Maquinabilidade da cerâmica de vidro de dissilicato de lítio no processo de ajuste da broca de diamante dentária in vitro. J Mech Behav Biomed Mater.
2016;53:78-92.
66. Figueiredo-Pina CG, Patas N, Canhoto J, Cláudio R, Olhero SM, Serro AP, Ferro AC, Guedes M. Comportamento tribológico de materiais não revestidos e material dentário de dissilicato de lítio revestido. J Mech Behav Biomed Mater. 2016;53:226-38.
.67.Forster A, Ungvári K, Gyorgyey Á, Kukovecz Á, Turzo K, Nagy K. Human epithelial tissue culture study on restorative materials. J Dent. 2014; 42(1):7-14.
68. Baldissara P, Llukacej A, Ciocca L, Valandro FL, Scotti R. Translucidez de copings de zircónia feitos com diferentes sistemas CAD/CAM. J Prosthet Dent. 2010;104(l):6-12.
69. Murillo-Gomez F, Palma-Dibb RG, De Goes MF. Efeito do condicionamento

ácido na microestrutura tridimensional de materiais CAD/CAM condicionáveis. Dent Mater. 2018;34(6):944-55.

70. Bajraktarova-ValjakovaE, Grozdanov A, Guguvcevski L, Korunoska-Stevkovska V, Kapusevska B, Gigovski N, Mijoska A, Bajraktarova-Misevska C. Acid etching as surface treatment method for cimenting of glass-ceramic restaurações, parte 1: ácidos, protocolo de aplicação e eficácia do condicionamento. Open Access MacedJMed Sci. 2018;6(3):568-73.

71. Prochnow C, Venturini AB, Guilardi LF, Pereira GKR, Burgo TAL, Bottino MC, Kleverlaan CJ, Valandro LF. Concentrações de ácido fluorídrico: efeito sobre a carga cíclica até à falha de restaurações maquinadas de dissilicato de lítio. Dent Mater. 2018;34(9):e255-63.

72. Sundfeld D, Palialol ARM, Fugolin APP, Ambrosano GMB, Correr-Sobrinho L, Martins LRM, Pfeifer CS. O efeito do ácido fluorídrico e da formulação do cimento resinoso na resistência de união à cerâmica de dissilicato de lítio. Braz Oral Res. 2018;32:e43.

73. Ataol AS, Ergun G. Resistência de união de reparação de resina composta a cerâmica dentária de duas camadas. J AdvProsthodont. 2018;10(2):101-12.

74. Menees TS, Lawson NC, Beck PR, Burgess JO. Influência da abrasão de partículas ou do condicionamento com ácido fluorídrico na resistência à flexão do dissilicato de lítio. J Prosthet Dent. 2014;112(5):1164-70.

75. Blatz MB, Sadan A, Kem M. Colagem de resina-cerâmica: uma revisão da literatura. JProsthetDent. 2003;89(3):268-74.

76. Carvalho AO, Bruzi G, Giannini M, Magne P. Resistência à fadiga de coroas completas CAD/CAM com um processo de cimentação simplificado. J Prosthet Dent. 2014;lll:310-7.

77. Fabbri G, Sorrentino R, Brennan M, Cerutti A. Uma nova abordagem às restaurações aparafusadas de implantes: combinação adesiva entre estruturas de zircónia e dissilicato de lítio monolítico. Int J Esthet Den. 2014;9:490-505.

78. Frankenberger R, Hartmann VE, Krech M, Kramer N, Reich S, Braun A, RoggendorfM. Cimentação adesiva de novos materiais CAD/CAM. Int J Comput Dent. 2015;18:9-20.

79. Neis CA, Albuquerque NL, Albuquerque Ide S, Gomes EA, Souza-Filho CB,

Feitosa VP, Spazzin AO, Bacchi A. Tratamentos de superfície para reparo de cerâmicas vítreas reforçadas por feldspato, leucita e dissilicato de lítio utilizando resina composta. Braz Dent J. 2015;26(2):152-5.
80. Taguchi S, Komine F, Kubochi K, Fushiki R, Kimura F, Matsumura H. Efeito de um monómero funcional de silano e fosfato na resistência ao cisalhamento de um agente de cimentação à base de resina para materiais de cerâmica de dissilicato de lítio e quartzo. J Oral Sci. 2018;60(3):360-6.
81. GehrtM, Wolfart S, Rafai N, Reich S, EdelhoffD. Resultados clínicos de coroas de dissilicato de lítio após até 9 anos de serviço. Clin Oral Investig. 2013;17(l):275-84.
82. Spies BC, Pieralli S, Vach K, Kohal RJ. Coroas unitárias suportadas por implantes cerâmicos fabricadas por CAD/CAM feitas de dissilicato de lítio: resultados finais de um estudo de coorte prospetivo de 5 anos. Clin Implant Dent Relat Res. 2017;19(5):876-83.
83. Joda T, Ferrari M, Bragger U. Coroas de dissilicato de lítio (LS2) suportadas por implantes monolíticos num fluxo de trabalho digital completo: um ensaio clínico prospetivo com um acompanhamento de 2 anos. Clin Implant Dent Relat Res. 2017;19(3):505-ll.
84. Fabbri G, Zarone F, Dellificorelli G, Cannistraro G, De Lorenzi M, Mosca A, Sorrentino R. Avaliação clínica de 860 restaurações anteriores e posteriores de dissilicato de lítio: estudo retrospetivo com um acompanhamento médio de 3 anos e um período máximo de observação de 6 anos. Int J Periodontics Restorative Dent. 2014;34(2):165-77.
85. Simeone P, Gracis S. Estudo retroativo de sobrevivência de 275 coroas unitárias revestidas a dissilicato de lítio. Int J Periodontics Restorative Dent. 2015; 35(5):685-94.
86. Valenti M, Valenti A. Análise retrospetiva da sobrevivência de 110 coroas de dissilicato de lítio com preparação marginal em borda de pena. Int J Esthet Dent. 2015; 10(2):246-57.
87. van den Breemer CR, Vinkenborg C, van Pelt H, EdelhoffD, Cune MS. O desempenho clínico de restaurações posteriores de dissilicato de lítio monolítico após 5, 10 e 15 anos: uma série de casos retrospectivos. Int J Prosthodont. 2017; 30(l):62-5.
88. Rauch A, Reich S, Dalchau L, Schierz O. Sobrevivência clínica de coroas de dissilicato de lítio monolíticas geradas na cadeira: resultados de 10 anos. Clin Oral

Investig. 2018;22(4):1763-9.

89. Pozzi A, Tallarico M, Barlattani A. Coroas de contorno completo de dissilicato de lítio monolítico coladas em pontes de implantes de arcada completa de zircónia CAD/CAM com 3 a 5 anos de acompanhamento. J Oral Implantol. 2015;41(4): 450-8.

90. Atsd SS, Aksan ME, Bulut AC. Resistência à fratura de pilares de implantes de titânio, zircónia e poliéter-éter-cetona reforçados com cerâmica que suportam coroas de cerâmica de dissilicato de lítio monolítico CAD/CAM após envelhecimento. Int J Oral Maxillofac Implants. 2019;34(3):622-30.

91. Radz GM. Restaurações de porcelana anteriores de espessura mínima. Dent Clin N Am. 2011;55(2):353-70 ix

92. Ge C, Green CC, Sederstrom D, McLaren EA, White SN. Efeito da espessura da porcelana e do esmalte nas cargas de falha das facetas de porcelana in vitro. J Prosthet Dent. 2014;lll(5):380-7.

93. Ge C, Green CC, Sederstrom DA, McLaren EA, Chalfant JA, White SN. Efeito do substrato dentário e da espessura da porcelana nas cargas de falha das facetas de porcelana in vitro. JProsthetDent. 2018;120(l):85-91.

94. Kern M, Knode H, Strub JR. A ponte totalmente em porcelana e colada com resina. Quintessence Int. 1991;22(4):257-62.

95. Kern M, Strub JR. Colagem de cerâmica de alumina em dentisteria de restauração: resultados clínicos até 5 anos. J Dent. 1998;26(3):245-9.

96. Kern M. Sobrevivência clínica a longo prazo de próteses parciais fixas de dois e de um contentor, totalmente em cerâmica, ligadas por resina. Quintessence Int. 2005; 36(2):141-7.

97. Kern M, Sasse M. Ten-year survival of anterior all-ceramic resin-bonded fixed dental prostheses. J Adhes Dent. 2011;13(5):407-10.

98. Kern M, GlaserR. Próteses parciais fixas cantileveres, totalmente em cerâmica, ligadas por resina: uma nova modalidade de tratamento. J Esthet Dent. 1997;9(5):255-64.

99. Kern M. Sobrevivência de quinze anos de próteses dentárias fixas anteriores em cerâmica pura com cantilever ligado a resina. JDent. 2017;56:133-5.

100. Sasse M, Kern M. Próteses dentárias fixas CAD/CAM de um único retentor de zircónia-cerâmica ligada a resina: resultado clínico após 5 anos. Int J Comput Dent.

2013;16(2):109-18.

101. Sailer I, Hammerle CH. Próteses dentárias fixas de cerâmica de zircónio com um único suporte e ligadas por resina (RBFDPs) após 4 anos de serviço clínico: um estudo retrospetivo clínico e volumétrico. Int J Periodontics Restorative Dent. 2014;34(3): 333-43.

102. Sasse M, Kern M. Survival of anterior cantilevered all-ceramic resin bonded fixed dental prostheses made from zirconia ceramic. J Dent. 2014;42(6):660-3.

103. Klink A, Hdttig F. Próteses dentárias fixas anteriores de cantilever de suporte único com base em zircónio e resina: um acompanhamento de 15 a 61 meses. Int J Prosthodont. 2016;29(3):284-6.

104. Sun Q, Chen L, Tian L, Xu B. Substituição de um único dente na arcada anterior por meio de uma prótese parcial fixa IPS e.max press cantilever: série de casos de 35 pacientes. Int J Prosthodont. 2013;26:181-7.

105. Sailer I, Bonani T, Brodbeck U, Hammerle CH. Estudo clínico retrospetivo de um cantilever de contenção única anterior e posterior em cerâmica de vidro colada com resina
próteses dentárias fixas num seguimento médio de 6 anos. Int J Prosthodont. 2013;26(5):443-50.

106. Zhou T, Wang X, Zhang G. Prótese parcial fixa em cerâmica pura com resina feita de porcelana IPS fundida a quente para restaurar dentes anteriores em falta: uma observação clínica de três anos. Beijing Da Xue Xue Bao. 2011;43(l):77-80.

107. Dhima M, Carr AB, Salinas TJ, Lohse C, Berglund L, Nan KA. Avaliação da resistência à fratura em ambiente aquoso sob carga dinâmica de
Sistemas de restauração de dissilicato de lítio para aplicações posteriores. Parte 2. JProsthodont. 2014;23(5):353-7.

108. Seydler B, Rues S, Muller D, Schmitter M. Carga de fratura in vitro de coroas molares em cerâmica monolítica de dissilicato de lítio com diferentes espessuras de parede. Clin
Oral Investig. 2014;18:1165-71.

109. Sasse M, Krummel A, Klosa K, Kern M. Influência da espessura da restauração e da superfície de ligação dentária na resistência à fratura de facetas oclusais de cobertura total feitas de cerâmica de dissilicato de lítio. Dent Mater.

2015;31(8):907-15.
110. Vianna ALSV, Prado CJD, Bicalho AA, Pereira RADS, Neves FDD, Soares CJ. Efeito do desenho do preparo cavitário e do tipo de cerâmica na tensão distribuição, deformação e resistência à fratura de onlays CAD/CAM em molares. JAppl Oral Sci. 2018;26:e20180004.
111. von Maltzahn NF, E Meniawy 01, Breitenbuecher N, Kohorst P, Stiesch M, Eisenburger M. Resistência à fratura de facetas oclusais posteriores em cerâmica para reabilitação funcional de uma dentição abrasiva. Int J Prosthodont. 2018; 31(5):451-2.
112. MobilioN, Fasiol A, Catapano S. Taxas de sobrevivência de restaurações unitárias de dissilicato de lítio: um estudo retrospetivo. IntJProsthodont. 2018;31(3):283-6.
113. Politano G, Van Meerbeek B, Peumans M. Coroas parciais cerâmicas coladas não retentivas: conceito e protocolo simplificado para restaurações dentárias de longa duração. J Adhes Dent. 2018;20(6):495-510.
114. Ferrari M, Ferrari Cagidiaco E, Goracci C, Sorrentino R, Zarone F, Grandini S, Joda T. Coroas parciais posteriores em dissilicato de lítio (LS2) com ou sem postes: um ensaio clínico prospetivo controlado e aleatório com um acompanhamento de 3 anos. JDent. 2019;83:12-7.
115. Makarouna M, Ullmann K, Lazarek K, Boening KW. Desempenho clínico de seis anos de próteses parciais fixas de dissilicato de lítio. Int J Prosthodont. 2011;24:204-6.
116. Taskonak B, Sertgoz A. Avaliação clínica de dois anos de coroas de cerâmica pura e próteses parciais fixas à base de dissilicato de lítio. Dent Mater. 2006;22:1008-13.
117. Solá-Ruiz MF, Lagos-Flores E, Romdn-Rodriguez JL, Highsmith Jdel R, Fons Font A, Granell-Ruiz M. Taxas de sobrevivência de um núcleo cerâmico à base de dissilicato de lítio para próteses parciais fixas estéticas de três unidades: um estudo prospetivo de 10 anos estudo. IntJProsthodont. 2013;26(2):175-80.
118. Teichmann M, Gockler F, Weber V, Yildirim M, Wolfart S, EdelhoffD. Sobrevivência de dez anos e taxas de complicações de coroas suportadas por dentes de dissilicato de lítio (empress 2), coroas suportadas por implantes e próteses dentárias fixas. JDent. 2017;56:65-77.

119. Kern M, Sasse M, Wolfart S. Resultado de dez anos de próteses dentárias fixas de três unidades feitas de cerâmica monolítica de dissilicato de lítio. J Am Dent Assoc. 2012;143:234-40.

120. Abdel-Azim T, Rogers K, Elathamna E, Zandinejad A, Metz M, Morton D. Comparação da adaptação marginal de coroas de dissilicato de lítio fabricadas com tecnologia CAD/CAM utilizando impressões convencionais e dois scanners digitais intra-orais. JProsthetDent. 2015;114(4):554-9.

121. Zeltner M, Sailer I, Mdhlemann S, Ozcan M, Hammerle CH, Benic GI. Avaliação aleatória controlada dentro do sujeito de fluxos de trabalho digitais e convencionais para o fabrico de coroas unitárias de dissilicato de lítio. Parte Ш: ajuste marginal e interno. J Prosthet Dent. 2017;117(3):354-62.

122. Haddadi Y, Bahrami G, Isidor F. Precisão de coroas baseadas em digitalização intra-oral em comparação com a impressão convencional - um estudo clínico aleatório de boca dividida. Clin Oral Investig. 2019. https://doi.org/10.1007/ s00784-019-02840-0.

123. Anadioti E, Aquilino SA, Gratton DG, Holloway JA, Denry I, Thomas GW, Qian F. Ajuste marginal 3D e 2D de coroas de dissilicato de lítio prensadas e CAD/CAM feitas a partir de impressões digitais e convencionais. J Prosthodont. 2014;23(8):610-7.

124. Memari Y, Mohajerfar M, Armin A, Kamalian F, Rezayani V, Beyabanaki E. Adaptação marginal de coroas de cerâmica pura CAD/CAM feitas por diferentes métodos de moldagem: uma revisão da literatura. J Prosthodont. 2019;28(2):e536-44.

125. Mostafa NZ, Ruse ND, Ford NL, Carvalho RM, Wyatt CCL. Adaptação marginal de coroas de dissilicato de lítio fabricadas com metodologia convencional e digital: uma análise tridimensional. JProsthodont. 2018;27(2): 145-52.

126. Ng J, Ruse D, Wyatt C. Uma comparação da adaptação marginal de coroas fabricadas com métodos digitais e convencionais. JProsthetDent. 2014;112(3):555-60.

127. Alfaro DP, Ruse ND, Carvalho RM, Wyatt CC. Avaliação da adaptação interna de coroas de dissilicato de lítio utilizando micro-CT. JProsthodont. 2015;24:381-6.

128 S. Pilathadka, D. Vahalová e T. Vosáhlo, Prague Med. Rep., 2007, 108, 5-12.

129 J. D. Helmer e T. D. Driskell, Research on bioceramics, Universidade de Clemson, Carolina do Sul, EUA, 1969.

130 M. Guazzato, L. Quach, M. Albakry e M. V. Swain, J. Dent., 2005, 33, 9-18.

131. M. Guazzato, M. Albakry, S. P. Ringer e M. V. Swain, Dent. Mater., 2004, 20, 449-456.

132. A. Sundh e G. Sjogren, Dent. Mater., 2006, 22, 778784.

133.1. Denry e J. A. Holloway, Materials, 2010, 3, 351-368.

134. A. H. Heuer, J. Am. Ceram. Soc., 1987, 70(10), 689-698.

135. K. Matsui, H. Horikoshi, N. Ohmichi, M. Ohgai, H. Yoshida e Y. Ikuhara, J. Am. Ceram. Soc., 2003, 86(8), 1401-1408.

136. S. Tekeli, A. Kayi§ e M. Gürü, J. Solid State Electrochem, 2008, 12(7-8), 791-797.

137. Y. G. Jung, I. M. Peterson, D. K. Kim, et al., J. Dent. Res., 2000, 79, 722-731.

138. P. N. De Aza, A. H. De Aza e S. De Aza, Bol. Soc. Esp. Ceram. Vidrio, 2005, 44, 135-145.

139. J. De Chevalier, A. H. De Aza, G. Fantozzi, et al., Adv. Mater., 2000, 12, 1619-1621.

140. A. H. De Aza, J. Chevalier, G. Fantozzi, M. Schehl e R. Torrecillas, Biomaterials, 2002, 23(3), 937-945.

141. P. Christel, A. Meunier, M. Heller, J. P. Torre e C. N. Peille, J. Biomed. Mater. Res., 1989, 23,45-61.

142. F. Zarone, S. Russo e R. Sorrentino, Dent. Mater., 2011, 27, 83-96.

143. J. Chevalier, S. Deville, E. Munch e F. R. Jullian, Biomaterials, 2004, 25, 5539-5545.

1 44 R. C. Garvie, C. Urbani, D. R. Kennedy e J. C. McNeuer, J. Mater. Sci., 1984, 19, 3224-3228.

145. A. Scarano, F. Di Carlo, M. Quaranta e A. Piattelli, J. Oral Implantol, 2003, 29, 8-12.5

146. P. Christel, A. Meunier, J. M. Dorlot, J. M. Crolet, J. Witvoet, L. Sedel e P. M. Boutin, Biomechanical compatibility and design of ceramic implants for orthopedic surgery, em Bioceramics: Material Characteristics Versus In Vivo Behaviour, ed. P. Ducheyne e J. E., Lemons, Annals of New York Academy of Sciences, New York 1988, vol.

523, pp. 237-247.
147 G. Kansu e A. K. Aydin, Eur. J. Prosthodontics Restorative Dent, 1996, 4(3), 129-136.
148 P. F. Manicone, P. Rossi Iommetti e L. Raffaelli, J. Dent., 2007, 35, 819-826.
149. C. H. Lohmann, D. D. Dean, G. Koster, D. Casasola, G. H. Buchhorn, U. Fink, Z. Schwartz e B. D. Boyan, Biomaterials, 2002, 23, 855-1863.
150. H. M. Al-Dohan, P. Yaman, J. B. Dennison, M. E. Razzoog e B. R. Lang, J. Prosthet. Dent., 2004, 91, 349-355.
151 C. Stanford, T. Oates e R. Beirne, Int. J. Oral Maxillofac. Implants, 2006, 21, 841-844.
152 Y. Josset, Z. Oum Hamed, A. Zarrinpour, M. Lorenzato, J. J. Adnet e D. Laurent-Maquin, J. Biomed. Mater. Res., 1999, 47, 481-493.
153. L. Rimondini, L. Cerroni, A. Carrassi e P. Torricelli, Int. J. Oral Maxillofac. Implants, 2002, 17, 793-798.
154. M. Welander, I. Abrahamsson e T. Berglundh, Clin. Oral Implants Res., 2008, 19, 635-641.
155. A. Scarano, M. Piattelli, S. Caputi, G. A. Favero e A. Piattelli, J. Periodontol, 2004, 75, 292-296.
156. P. Milleding, A. Carlén, A. Wennerberg e S. Karlsson, Biomaterials, 2001, 22, 2545-2555.
157. D. J. Kim, M. H. Lee, D. Y. Lee e J. S. Han, J. Biomed. Mater. Res., 2000, 53, 438-443.
158. M. Gahlert, T. Gudehus, S. Eichhorn, E. Steinhauser, H. Kniha e W. Erhardt, Clin. Oral Implants Res., 2007, 18(5), 662-668.
159. M. Andreiolli, H. J. Wenz e R. J. Kohal, Clin. Oral Implants Res., 2009, 20(4), 32-47.

160. B. A. Konduk e A. H. Ucisik, J. Australas. Ceram. Soc., 2001, 37(1), 63-81.
161. C. Baque, L. Berdenave, N. More, J. Claix e B. Basse Cathalinat, Biomaterials, 1989, 10(7), 435-440.
162. M. Nevins, M. Camelo, M. L. Nevins, P. Schupbach e D. M. Kim, Int. J. PeriodonticsRestorativeDent, 2011, 31(2), 157-163.

163. L. D. Friedlander, C. A. Munoz, C. J. Goodacre, M. G. Doyle e B. K. Moore, Int. J. Prosthodontics, 1990, 3, 327-340.

164. A. Zembic, I. Sailer, R. E. Jung e C. H. Hammerle, Clin. Oral Implants Res., 2009, 20, 802-808.

165. S. J. Paul e P. Werder, Int. J. Prosthet., 2004, 17, 524- 528.

166. S. Witkowski, Quintessence J. Dent. Technol., 2008, 6(1), 8-18.

167. N. H. Abu Kasim, A. A. Madfa e M. H. Abd Shukor, et al., Pilar dentário em metal-cerâmica, Patente n.º, WO 2013043039(A2), 2013

168. N. M. Buhler, E. Teubner e C. P. Marinello, Schweiz Monatsschr Zahnmed, 2011, 121(7-8), 659-668.

169. C. Otzel e R. Clasen, J. Mater. Sci., 2006, 41, 8130- 8137.

170. E. Tsalouchou, M. Cattell, J. Knowles, P. Pittayachawan e A. McDonald, Dent. Mater., 2008, 24, 308-318.

171. R. A. Panadero, J. L. Román-Rodríguez, A. Ferreiroa, M. F. Solá-Ruíz e A. F ons-Font, J. Clin. Exp. Dent., 2014, 6(1), e66-e73.

1 72.S. D. Heintze e V. Rousson, Int. J. Prosthodontics, 2010, 23, 493-502.

173.1. Sailer, H. Lüthy, A. Feher, et al., J. Dent. Res., 2003, 21, 268-274.

174. M. Rismanchian, S. Shafiei, F. Nourbakhshian e A. Davoudi, J. Adv. Prosthodontics, 2014, 6, 346-350.

175. C. T. Smith, N. J. Schuman e W. Wasson, Quintessence Int., 1998, 29, 305312.

1 76U. Lohbauer, R. Belli, G. Arnetzl, S. S. Scherrer e G. D. Quinn, Case Stud. Eng. Failure Anal., 2014, 2, 100- 106.

1 77 R. D. L. Mattiello, T. M. K. Coelho, E. Insaurralde, A. A. K. Coelho, G. P. Terra, A. V. B. Kasuya, I. N. Favarão, L. D. S. Gonçalves e R. B. Fonseca, ISRN Biomater., 2013, 2013, 1-10.

1 78S. M. Wegner e M. Kern, J. Esthet. Restor. Dent., 2004, 16(5), 327-328.

1 79 M. Kern e S. M. Wegner, Dent. Mater., 1998, 14(1), 64- 71. 166 M. B. Blatz, A. Sadan, J. Martin e B. Lang, J. Prosthet. Dent., 2004, 91(4), 356-362.

180. R. C. de Oyagüe, F. Monticelli, M. Toledano, E. Osorio, M. Ferrari e R. Osorio, Dent. Mater., 2009, 25(2), 72- 179.

181. S. S. Atsu, M. A. Kilicarslan, H. C. Kucukesmen e P. S. Aka, J. Prosthet. Dent., 2006, 95(6), 430-436.

182. J. P. Matinlinna, L. V. J. Lassila e P. K. Vallittu, Ata Odontol. Scand., 2007, 65(1), 44-51.

183. J. P. Matinlinna, T. Heikkinen, M. Ozcan, L. V. J. Lassila e P. K. Vallittu, Dent. Mater., 2006, 22(9), 824-831.

184. A. Delia Bona, M. Borba, P. Benetti e D. Cecchetti, Braz. OralRes., 2007, 21(1), 10-15.

185. P. Dérand e T. Dérand, Int. J. Prosthodontics, 2000, 13(2), 131-135.

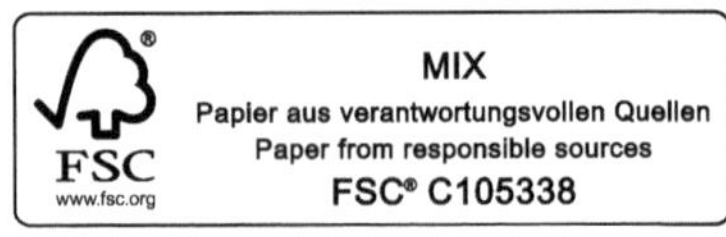

Printed by Books on Demand GmbH, Norderstedt / Germany